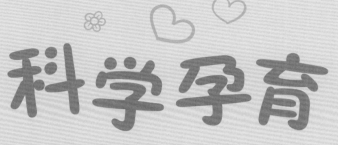

科学孕育

新手爸妈养成知识问答

商学军 主编

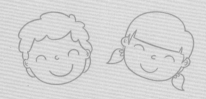

中华医学电子音像出版社
CHINESE MEDICAL MULTIMEDIA PRESS

北 京

图书在版编目（CIP）数据

科学孕育：新手爸妈养成知识问答 / 商学军主编 . — 北京：中华医学电子音像出版社，2024.7

ISBN 978-7-83005-411-3

Ⅰ . ①科…　　Ⅱ . ①商…　　Ⅲ . ①优生优育－基本知识　　Ⅳ . ① R169.1

中国国家版本馆 CIP 数据核字（2024）第 039652 号

网址：www.cma-cmc.com.cn（出版物查询、网上书店）

科学孕育——新手爸妈养成知识问答
KEXUE YUNYU—XINSHOU BAMA YANGCHENG ZHISHI WENDA

主　　编：商学军
策划编辑：刘圣洁
责任编辑：李超霞
责任印刷：李振坤
出版发行：中华医学电子音像出版社
通信地址：北京市西城区东河沿街 69 号中华医学会 610 室
邮　　编：100052
E-Mail：cma-cmc@cma.org.cn
购书热线：010-51322635
经　　销：新华书店
印　　刷：廊坊市佳艺印务有限公司
开　　本：889mm×1194mm　1/32
印　　张：10.875
字　　数：235 千字
版　　次：2024 年 7 月第 1 版　2024 年 7 月第 1 次印刷
定　　价：58.00 元

主编简介

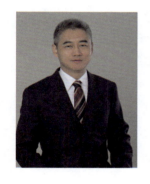

商学军 医学博士、主任医师、教授、硕士研究生／博士研究生导师、博士后联系导师，国家重点研发计划项目首席科学家。中华医学会男科学分会主任委员，江苏省医学会男科学分会前任主任委员，江苏省医师协会男科医师分会会长。《中华男科学杂志》主编。

以第一作者／通信作者身份发表论文100余篇，SCI论文30余篇。主编医学专业著作8部、科普著作多部。主持国家重点研发计划项目1项，国家自然科学基金项目3项，省、部级课题多项，并获得国家发明专利3项及实用新型专利多项。培养博士后、博士研究生、硕士研究生20余名。

2013年入选江苏省"333高层次人才培养工程"第三层次培养对象，获"华夏医学科技奖"二等奖；2014年获江苏省第一批"卫生拔尖人才"称号；2017年获"国之名医·优秀风范"荣誉称号；2018年获"军队科学技术进步奖"二等奖；2023年获"中国中西医结合学会科学技术奖"二等奖、"江苏中医药科学技术奖"一等奖及"甘肃医学科技奖"一等奖。

编委会

主　编　商学军

副主编　周远忠　吴少伟　陈菲菲

编　委（按姓氏笔画排序）

马佩佩　湖北省妇幼保健院

王　旗　北京大学公共卫生学院

王文婷　山东大学第二医院

王玲璐　遵义医科大学第二附属医院

方德容　遵义医科大学附属医院

邓芙蓉　北京大学公共卫生学院

邓茗予　遵义医科大学附属医院

田永红　浙江大学医学院附属妇产科医院

朱风瑞　北京大学公共卫生学院

朱佳琪　西安交通大学公共卫生学院

任利华　北京大学护理学院

刘春毅　北京大学公共卫生学院

闫　婕　西安交通大学公共卫生学院

赤　菲　湖北省妇幼保健院

严海蓉　西安交通大学公共卫生学院

李瑶琪　湖北省妇幼保健院

杨　政　北京大学公共卫生学院

杨博逸　中山大学公共卫生学院

吴　童　西安交通大学公共卫生学院

吴少伟　西安交通大学公共卫生学院

邱慧玲　中山大学公共卫生学院

张芬芬　湖北省妇幼保健院

陈　娟　西安交通大学公共卫生学院

陈迈克　北京大学公共卫生学院

陈菲菲　湖北省妇幼保健院

周远忠　遵义医科大学公共卫生学院

庞梓溪　北京大学公共卫生学院

赵　虹　遵义医科大学第二附属医院

胡仲梅　遵义医科大学附属医院

柳　溪　湖北省妇幼保健院

宫黎明　遵义医科大学附属医院

黄海明　北京大学公共卫生学院

黄婷婷　湖北省妇幼保健院

崔琳琳　山东大学第二医院

商学军　中国人民解放军东部战区总医院

彭　景　湖北省妇幼保健院

游　雨　西安交通大学公共卫生学院

靳　蕾　北京大学公共卫生学院

解淬尧　西安交通大学公共卫生学院

插图绘制（按姓氏笔画排序）

王心怡　遵义医科大学第一临床学院

王锦娟　遵义医科大学第一临床学院

司马颖琳　遵义医科大学管理学院

朱　亮　遵义医科大学第一临床学院

邹佳毅　遵义医科大学护理学院

张雨珂　遵义医科大学第一临床学院

罗信婷　遵义医科大学护理学院

蔡金林　遵义医科大学口腔医学院

编写秘书（按姓氏笔画排序）

杨　静　遵义医科大学公共卫生学院

肖燕玲　遵义医科大学公共卫生学院

余　睿　遵义医科大学公共卫生学院

郑兴婷　遵义医科大学公共卫生学院

序

    生命的孕育是一个神奇的过程，正是这个过程让人类得以延续，让生命得以焕发新的活力。然而，这个过程充满挑战，需要夫妻双方的共同努力。为帮助更多的夫妻顺利完成这个过程，中国人民解放军东部战区总医院、国家重点研发计划首席科学家商学军教授联合北京大学、山东大学、浙江大学、中山大学和遵义医科大学等国内知名医学院校的科研团队和一线临床专家编写了本书。

    本书深入浅出地讲解了夫妻双方从孕前准备到妊娠直至分娩的整个生命孕育过程，以及宝宝出生后可能遇到的一些常见问题，较好地展示了对生命孕育的认知、理解，既有较强的趣味性、通俗性，又不失科学性和实用性。

    同时，本书也是一本充满关爱和温情的书籍。虽由专业医学人员编写，却更多地站在读者视角，从疾病的症状切入，结合编者们的临床实践经验和心得体会，将晦涩难懂的医学知识通过形象生动的插图，以问答的形式呈现，使本书通俗易懂。

    无论您是准备孕育的夫妇，还是准妈妈和准爸爸，本书都将为您提供有益的参考和帮助。相信本书可以帮助每一对读者夫妇更好地迎接新生命的到来，让生命之花开得更加绚烂、美丽！

国家生育调节药物研究机构主任

中华医学会第八届计划生育学分会主任委员 熊承良

2024 年 3 月

前言

　　随着预防出生缺陷、提高出生人口素质的号角吹响，系统了解、掌握孕前优生健康教育知识，安全、有效地科学备孕再次成为适龄男女的"新"话题。

　　国家重点研发计划"生殖健康及重点出生缺陷防控研究"重点专项"基于内外暴露监测的环境和行为因素对胚胎发育与妊娠影响研究"项目，系统评估了育龄期女性妊娠期环境因素的内外暴露状况，结合临床上常见的胚胎发育异常和妊娠相关疾病，探索了环境与遗传因素交互作用对母胎健康的影响。本书编者根据项目研究发现结合既往文献编写了本书。

　　本书第一章介绍了男女性生殖器官发育及影响受孕的发育异常情况，精子、卵子的发育及其影响因素，妊娠如何发生等基本知识；第二章介绍了孕育健康宝宝需要做的准备工作，以及相关医学援助；第三章介绍了女性妊娠期身体的变化及需要注意的事项；第四章介绍了分娩后护理，新生儿喂养的基本知识及注意事项。孕育小生命，一半在女性，一半在男性。因此，本书还整合了许多准爸爸需要学习的内容。准爸爸们不仅是提供一枚精子，对于孕前的准备，准妈妈妊娠后的一些身体、心理的变化，以及宝宝出生后如何护理等，准爸爸们都需要全程关注。

　　本书由中国人民解放军东部战区总医院、国家重点研发计划项目首席科学家商学军教授担任主编，汇聚男科、妇产科、生殖医学、环境流行病学等多领域专家学者，联合北京大学、遵义医科大学、山东大学、浙江大学、中山大学等国内知名医学院校学者，参考国内外最新的研究进展，结合临床实践经验编写而成。本书从读者视角出发，以问答形式为主，从疾病的症状切入，从备孕、妊娠、分娩、产后的病理生理、诊断、治疗、预防、保健等方面回答了育龄期男女比较关注的一些问题。

本书插图由遵义医科大学的医学生绘制，将晦涩难懂的医学基础知识以形象生动、通俗易懂的形式呈现，符合大众阅读习惯。

本书的构思框架、资料查找、排版修改和插图绘制凝聚了全体编者的心血，在此向他们表示衷心的感谢。由于编写能力及时间有限，书中难免存在不足之处，敬请各位读者批评指正。

商学军

2024 年 3 月

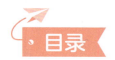

目录

第二章

孕育健康宝宝需要知道的备孕知识

第一章
关于妊娠知识，
你知道多少？

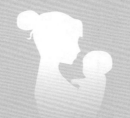

第一节

女性生殖系统的发育

1 女性外生殖器包括哪些?

女性外生殖器是指生殖器的外露部分,又称外阴,位于两股内侧,包括阴阜、大阴唇、小阴唇、阴蒂和阴道前庭(图1-1-1)。

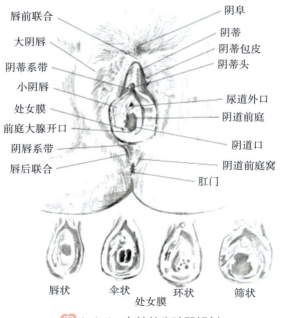

唇前联合　　　　　　　阴阜
大阴唇　　　　　　　　阴蒂
　　　　　　　　　　　阴蒂包皮
阴蒂系带　　　　　　　阴蒂头
小阴唇
处女膜　　　　　　　　尿道外口
前庭大腺开口　　　　　阴道前庭
阴唇系带　　　　　　　阴道口
唇后联合　　　　　　　阴道前庭窝
　　　　　　　　　　　肛门

唇状　　伞状　　环状　　筛状
处女膜

图 1-1-1 女性外生殖器解剖

阴阜

阴阜是耻骨联合前面隆起的脂肪垫，青春期发育时开始生长呈倒三角形分布的阴毛。

大阴唇

大阴唇是女性外阴部的一部分，为两股内侧的一对纵行隆起的皮肤皱襞，通常比小阴唇更大、更宽。大阴唇的大小、形状和颜色因人而异，一般在青春期开始发育，成年后基本定型。大阴唇的主要功能是保护阴道口和内生殖器，同时还有性感觉和性刺激的作用。在性交、分娩等生理过程中，大阴唇起支撑和保护的作用。女性的大阴唇是一个敏感的区域，需要注意卫生和保养。保持清洁、干燥，穿宽松透气的内裤，避免使用过多的清洁剂和化妆品，以及避免过度清洗和摩擦，都有助于保护大阴唇的健康。

小阴唇

小阴唇是位于两侧大阴唇内侧的一对薄皮肤皱襞，表面湿润、无毛，呈褐色，富含神经末梢。一般在青春期开始发育，成年后基本定型。小阴唇的主要功能是保护阴道口和内生殖器，同时还有性感觉和性刺激的作用。在性交、分娩等生理过程中，小阴唇也起支撑和保护的作用。

阴蒂

阴蒂位于两侧小阴唇顶端下方，由阴蒂海绵体构成，在性兴奋时勃起。阴蒂分为3部分，前端为阴蒂头，暴露于外阴，富含神经末梢，对性刺激敏感，中间为阴蒂体，后部为两阴蒂脚。

阴道前庭

阴道前庭为一菱形区域，前为阴蒂，后为阴唇系带，两侧为小阴唇。里面包含了以下结构：①前庭球，又称球海绵体，位于前庭两侧，由具有勃起功能的静脉丛组成。②前庭大腺，又称巴氏腺，位于大阴唇后部，被球海绵体肌覆盖，如黄豆大，左右各一个，腺管细长，向内侧开口于阴道前庭后方小阴唇与处女膜之间的沟内。性兴奋时，前庭大腺分泌黏液起润滑作用。若腺管口堵塞，可形成前庭大腺囊肿，则能被触及并看到；若伴有感染，可形成脓肿。③尿道外口，位于阴蒂头后下方，呈圆形，尿道外口后壁上有一对尿道旁腺，开口小，容易有细菌潜伏。④阴道口和处女膜，阴道口位于尿道外口后方的前庭后部，其周缘覆有一层较薄的黏膜皱襞，称为处女膜，内含结缔组织、血管和神经末梢。处女膜可因性交撕裂或由于其他损伤破裂，并受阴道分娩影响，产后仅留处女膜痕。

2 女性内生殖器包括哪些？

女性内生殖器位于真骨盆内，包括阴道、子宫、输卵管和卵巢，输卵管和卵巢称为子宫附件（图1-1-2）。

阴道

阴道是性交器官，也是月经血排出及胎儿娩出的通道，在胚胎发育第7周左右，由生殖管和泌尿生殖道融合，形成一

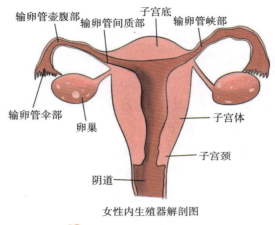

女性内生殖器解剖图

图 1-1-2 女性内生殖器解剖

个单一的管道，即阴道。阴道壁有较大伸展性，部分黏膜受性激素影响有周期性变化，阴道壁富含静脉丛，损伤后易出现出血或血肿。阴道常见的异常包括阴道发育不全、阴道闭锁、阴道纵隔、阴道狭窄，这些异常均可能影响性生活和生育能力。

子宫

子宫是孕育胚胎、胎儿和产生月经的器官，呈前后略扁的倒置梨形；容量为 5 毫升，当女性妊娠后可达到 5000 毫升。

子宫在胚胎时期第 6 周开始形成。女性生殖系统包括 2 个管状结构，称为中肾旁管（米勒管），它们在胚胎的早期阶段开始形成。中肾旁管会向下生长，最终形成输卵管和子宫。第 8 周，2 个中肾旁管会融合在一起，形成单一的子宫结构。随着胚胎的发育，子宫的形态和大小会逐渐发生变化，最终形成成熟的子宫结构。

输卵管

输卵管是连接卵巢和子宫的管状结构。每个卵巢都有 1 条输卵管与之相连。输卵管的主要功能是将卵子从卵巢运输到子宫，同时也是精子与卵子结合的地方。输卵管分为 4 个部分，即间质部、峡部、壶腹部和伞部。

（1）间质部：是子宫壁内的部分，它是卵子进入子宫的最后一段通道。输卵管间质部也是输卵管感染和炎症发生、发展的重要场所。一些疾病如输卵管炎、输卵管积水等，都可能影响输卵管间质部，从而影响输卵管的功能和生育能力。

（2）峡部：在间质部外侧，参与输卵管的收缩和扩张，以及卵子和精子的运输。

（3）壶腹部：在峡部外侧，受精常发生于此。

（4）伞部：在输卵管的最外侧，具有"拾卵"的作用。

输卵管的结构和功能对于女性的生殖健康至关重要。如果输卵管感染、损伤或出现其他问题，可能会影响卵子和精子的运输，从而影响生育能力。

卵巢

卵巢为一对扁椭圆形的性腺，是产生与排出卵子，并分泌甾体激素的器官。卵巢在胚胎时期就开始发育。在胚胎的第 5 周左右，生殖器分化成 2 个小结构，分别是原始卵巢和原始输卵管。

原始卵巢是胚胎期间卵巢的前体结构，它由胚胎的中胚层细胞发育而来。在胚胎的第 7 周左右，原始卵巢开始形成卵泡。卵泡是卵巢的基本单位，它由卵母细胞和周围的卵泡细胞组成。

在胚胎期，卵泡的数量会不断增多，但在出生时已经达到了最高峰；卵泡的发育和成熟受到胎儿母体内激素的影响，这些激素主要来自母体的卵巢。在出生时，女性的卵巢中就已经含有所有的卵泡。随着女性年龄的增长，卵泡的数量和质量会逐渐下降，直到绝经期丧失生育能力。因此，胚胎期卵巢的发育对于女性的生殖健康具有重要的影响。

（王玲璐　周远忠）

男性生殖系统的发育

男性生殖系统包括内生殖器和外生殖器两部分。内生殖器包括睾丸、生殖管道（附睾、输精管、射精管）、附属性腺（精囊、前列腺、尿道球腺）；外生殖器包括阴囊、阴茎（图1-2-1，图1-2-2）。男性生殖系统的功能是繁衍后代，形成并保持第二性征。

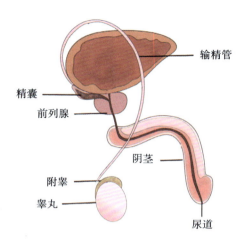

图 1-2-1　男性生殖器示意图

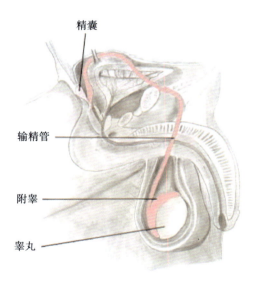

图 1-2-2　男性生殖系统切面

1 "蛋蛋"是怎么形成的——睾丸的发育、结构和功能

男性和女性在胚胎性腺最初发育过程中是无法分辨的。在孕 7 周左右，原始生殖细胞在信号和蛋白的引导下通过伪足迁徙到生殖嵴，生殖嵴逐步发育为上皮组织的髓索，这是可分辨睾丸和卵巢的最早时期。睾丸形成由 *SRY*（Y 染色体的性别决定区域）基因控制，是睾丸的决定因子。胚胎睾丸间质细胞分泌的睾酮诱导中肾管系统的分化，形成了附睾、输精管和附属性腺。

成年健康男性，睾丸呈微扁的椭圆形，表面光滑，体积为 15~20 毫升，纵向长度为 4.5~5.1 厘米，左右两侧睾丸的重量和体积稍有差异。睾丸实质由 3 层结构组成，最外层是鞘膜，中间是白膜，最内层是血管膜。白膜含有大量平滑肌细胞，可收缩，使睾丸囊具有收缩能力，并影响进入睾丸的血流。在睾丸囊内，睾丸被中隔分隔为独立的睾丸小叶。每个中隔有独立的生精小管，包含正在发育的生殖细胞和间质组织。间质由神经、血管、淋巴管、高位间质细胞、乳突细胞和巨噬细胞组成。睾丸的结构见图 1-2-3。

睾丸的主要功能是产生精子和分泌雄激素。睾丸、附睾和输精管是产生和运输精子的特异性生殖器官。

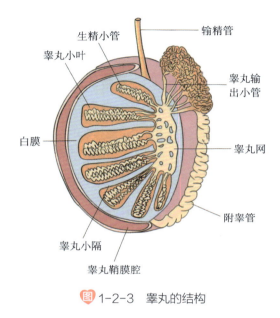

生精小管
睾丸小叶
白膜
睾丸小隔
睾丸鞘膜腔
输精管
睾丸输出小管
睾丸网
附睾管

图 1-2-3　睾丸的结构

2 "小蝌蚪"是怎样产生的——睾丸的主要功能：产生精子、分泌雄激素

　　生精小管的生殖上皮是精子产生的地方，由生精细胞和支持细胞构成，成人的生精小管长 30~70 厘米。精子的产生过程包括生精细胞的分化、支持细胞的作用、雄激素的调节等。睾丸支持细胞间的紧密连接复合体形成血－睾屏障，可使血液与小管液之间保持一定的浓度梯度，可阻止间质中的离子进入生精上皮，保证生精细胞维持在最适宜的微环境中，有利于其分化发育。

　　睾丸具有产生雄激素的功能。其支持细胞分泌的雄激素结合蛋白是雄激素的载体蛋白，在生精小管和附睾中可作为雄激素受体，收集低浓度雄激素，以提高生精小管内的睾酮浓度。

男性从胚胎到成年不同的时期，睾酮的合成代表不同信号的发生：胎儿生殖道的分化和发育；新生儿雄激素依赖性靶器官的形成，保证其在青春期和成年后对雄激素的反应；青春期的雄性化；维持成人雄激素依赖性器官的发育和功能。

3 为什么说附睾是精子的"加油站"？

睾丸内的精子不显示前向的活力且不具有与卵母细胞结合的能力，在进入附睾后，精子获得活动能力且可以与卵母细胞结合。

附睾像一个"背包"一样，贴在睾丸的后外侧，可分为头部、体部及尾部（图 1-2-4）。头部由 8~12 根输出小管组成，体部和尾部则由附睾管组成。输出小管远端与附睾管相连。精子在

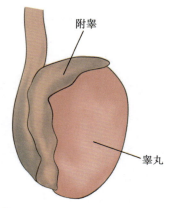

图 1-2-4 睾丸与附睾的位置关系

附睾内停留 8~17 天，并经历一系列变化，获得运动能力，达到功能上的成熟。而血－附睾屏障就像天然的保护膜，能保护正在成熟中的精子不受外界的干扰和影响，并将其与免疫系统隔离，避免精子被自身免疫系统"误杀"。

4 精子的"专项列车"——输精管

人类输精管长 30~35 厘米，起自附睾尾，止于前列腺旁的射精管，是壁厚腔小的肌性管道。其管壁自外向内分别由外膜、肌层和黏膜组成，其中，肌层较厚，由外纵行、中环行及内纵行的平滑肌纤维组成。在即将射精前，精子从远端附睾和输精管快速有效地发生运输，即由肌层强力收缩进行传导，将精子快速排出。

此外，输精管还具有吸收和分泌功能。其主细胞的纤毛、顶端的吞饮小泡，以及初级、次级溶酶体均具有吞噬功能。

5 生殖系统的"调节器"——附属性腺

附属性腺和生殖管道的分泌物，与精子共同组成精液，就像精子的"装配间"一样。其中附属性腺包括前列腺、精囊及尿道球腺（图 1-2-5）。

前列腺呈栗形，环绕在尿道的起始段，是一个外分泌腺体，其被膜与支架组织由富含弹性纤维和平滑肌纤维的结缔组织组成，实质由 30~50 个复管泡状腺组成，有 15~30 条导管开口于尿道精阜的两侧。前列腺上皮细胞产生的分泌物经过导管的传送排泄至尿道，其腔内可见分泌物浓缩形成的圆形嗜酸性板层

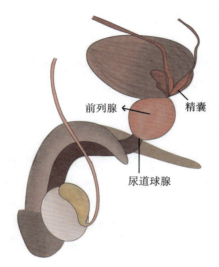

前列腺 ← 精囊

尿道球腺

图 1-2-5 附属性腺的构成部分

状小体，称为前列腺凝固体，随年龄的增长而增多，可钙化为前列腺结石。

精囊是一对弯曲的囊状器官，分泌弱碱性的淡黄色液体，内含果糖、前列腺素等成分，其中果糖是精子运动的能量。

尿道球腺是一对豌豆状的腺体，分泌的黏液在射精前排出，起润滑尿道的作用。

6 繁衍后代的"操作者"——阴茎

阴茎是由 2 条阴茎海绵体、1 条尿道海绵体及白膜、皮肤构成的生殖器官，具有排尿、交合及射精功能。根据其外观形态，可分为根部、体部和头部 3 部分。阴茎根部又称固定部，在会阴部尿生殖三角内，其中包括阴茎海绵体脚和尿道部；阴茎体部为阴茎的可动部，悬垂于耻骨联合的前下方，呈圆柱体状，内为阴茎海绵体和尿道海绵体的大部，外面包裹皮肤；阴茎头部为阴茎的最末端，是由尿道海绵体的前端膨大形成的，顶端有尿道口，底部游离缘的隆起为阴茎头冠，后方较细的位置是冠状沟，为阴茎头和体部之间的移行部。阴茎头的外面包有的皮肤皱褶为包皮。

阴茎海绵体是阴茎的主要组成部分，似圆柱状，左右各一，两侧对称。尿道海绵体是位于阴茎海绵体下方的尿道沟内的圆柱体，尿道贯穿其全长，但较阴茎海绵体细。阴茎海绵体和尿道海绵体的外面分别覆盖一层纤维组织膜，前者称为阴茎海绵体白膜，后者称为尿道海绵体白膜；两者再向外的表面，包有共同的结缔组织膜，分为2层，浅层的称为阴茎浅筋膜，由疏松结缔组织构成，内含少量平滑肌纤维；深层的为阴茎深筋膜。2层筋膜在阴茎颈附近逐渐变薄，直至消失。

7 睾丸的"外衣"——阴囊

阴囊由皮肤和肉膜组成，是位于阴茎下方的皮肤囊袋。阴囊皮肤表面沿中线有纵行的阴囊缝，其向深部发出的中隔将阴囊分为左、右两腔，可容纳睾丸、附睾及精索等组织。其肉膜为浅筋膜，内含平滑肌纤维，可随温度的变化而发生舒缩，以调节阴囊的温度，为精子的发育和生存创造有利条件。

（方德容　商学军）

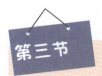

第三节

可能影响妊娠的女性生殖器官异常

1 正常受孕是怎样的？

正常的受孕需要男方有足够数量的活精子进入女方的阴道，途经女方的子宫颈、子宫腔到达输卵管；女方能正常排卵，其输卵管通畅并有"捡拾"卵子的能力，子宫正常，能孕育胎儿。以上任何一个环节出现问题都可能引起不孕。

2 什么是不孕？

未采取避孕措施、有正常性生活至少 12 个月未孕称为不孕。分原发性不孕和继发性不孕两大类，前者是指从未妊娠，后者是指曾经有过妊娠而后不孕。

3 不孕的原因有哪些？

盆腔因素

（1）输卵管病变、盆腔粘连、盆腔炎性疾病后遗症、盆腔手术后的粘连。

（2）子宫体病变：子宫黏膜下肌瘤、体积较大影响宫腔形态的肌壁间肌瘤、子宫腺肌病、宫腔粘连、子宫内膜息肉等。

（3）子宫内膜异位症。

（4）子宫颈因素。

（5）先天性发育畸形、先天性无子宫、始基子宫、纵隔子宫、双角子宫等。

排卵障碍

常见于多囊卵巢综合征、高催乳素血症、甲状腺功能异常等。

4 导致输卵管性不孕的原因有哪些?

盆腔内的感染

因自身免疫力下降、不洁性交史、人工流产、刮宫术、放置宫内节育器、反复行输卵管通液术、盆腹腔手术、病原体感染（包括支原体、衣原体、结核分枝杆菌及淋病奈瑟球菌）等原因引起的创面感染及上行感染，引发周围组织粘连，严重者会导致输卵管伞部的梗阻，从而影响受孕。

子宫内膜异位症

子宫内膜异位至盆腔，引发盆腔肿块、粘连，堵塞输卵管，从而影响受孕。

输卵管先天性发育异常

主要为输卵管缺失或部分缺失及输卵管发育不全，一般比较少见。输卵管发育不全主要表现为输卵管细长迂曲，肌肉不同程度的发育不全、管腔部分通畅或无管腔等，从而影响受孕。

5 如何预防输卵管性不孕？

（1）要避免不洁性交史，防止性传播疾病的发生，减少人工流产次数等。

（2）当出现不明原因的下腹疼痛时可能会有慢性盆腔炎症，要及时就诊，以免炎症累及输卵管引发不孕。

（3）警惕其他部位结核分枝杆菌的感染，结核分枝杆菌可以通过血液循环播散，而输卵管黏膜又是结核分枝杆菌容易生长的部位，故容易引起输卵管结核，从而影响受孕。

6 如何确定输卵管是否通畅？

子宫输卵管造影

子宫输卵管造影是目前临床普遍应用的检查输卵管的方法。其原理是将对比剂从宫颈注入子宫腔内，再从子宫腔内流向输卵管，再经输卵管伞端弥散入盆腔。在 X 线的介入下，观察对比剂的显影和弥散情况，可以推测输卵管功能，准确率较高，可达98%，是一种比较理想的检查方法。

输卵管通液术

输卵管通液术是通过导管向子宫腔内注入液体（如生理盐水、酚红溶液、亚甲蓝溶液等），根据注液阻力大小、有无回流及注入液体量和患者感觉等判断输卵管是否通畅的手术。输卵管通液术分为盲通术、B超下输卵管通液术、宫腔镜下输卵管通液术及宫腹腔镜下输卵管通液术。输卵管通液术的治疗作用非常有限，例如，宫腔镜只能观察到宫腔内的输卵管开口，无法观察到输卵管腔和输卵管内部，具有一定的危险，而且反复进行通液会加重输卵管感染；宫腹腔镜下输卵管通液术显示较为清晰、全面，但是属于有创性检查，也有造成盆腔粘连的风险。因此，近年来输卵管通液术已逐渐被临床淘汰。

7 子宫输卵管造影的注意事项有哪些？

需要注意的是，造影者应在月经干净 3~7 天进行，无急性或亚急性盆腔炎，无创侧附件处无炎性肿块或压痛，体温在 37.5 ℃以下，白带常规提示阴道无滴虫、真菌、支原体、衣原体及细菌感染。造影前 3 天及造影后 2 周禁盆浴及性生活，可酌情给予抗生素预防感染。造影检查后 1 周内可有少量阴道出血、轻微腹痛，如无其他不适不需要进行处理。造影检查后当月需要避孕，如果所用的对比剂是碘化油，需要避孕 3 个月，以减少 X 线照射可能对胎儿产生的影响。

8 什么是输卵管粘连？如何治疗？

输卵管粘连是由输卵管的慢性炎症导致的输卵管运输卵子的功能障碍，可分为输卵管管腔粘连、输卵管周围粘连2种。其中输卵管管腔粘连又分为完全性梗阻及部分性梗阻，其梗阻常见部位为输卵管峡部、壶腹部及伞部。

输卵管的解剖结构及功能

人体有2条输卵管，左右各一，位于子宫的两侧，由内向外分为间质部、峡部、壶腹部、伞部4个部分。输卵管分为浆膜层、平滑肌层、黏膜层3层。其中黏膜层有纤毛细胞。当女性卵巢排卵后，输卵管的伞部负责将卵子拾到输卵管，纤毛细胞的纤毛摆动运输卵子，卵子在壶腹部受精后，纤毛将受精卵摆动运输至子宫，使其着床。因此，输卵管粘连可导致女性异位妊娠、不孕等。

输卵管粘连时子宫输卵管造影的表现

子宫输卵管造影显示输卵管管腔粘连、盆腔内无对比剂弥散为输卵管梗阻的表现；盆腔内对比剂弥散量少、管腔较细为输卵管部分梗阻的表现；输卵管走行迂曲、僵直或固定，盆腔内对比剂弥散量少或不均匀，为输卵管周围粘连的表现；输卵管走行细长、僵直，伞部上举，对比剂弥散不均呈串珠状，为输卵管结核的表现。

输卵管粘连的治疗

（1）非手术治疗，如口服中药及中药保留灌肠加微波治疗。

（2）输卵管周围粘连患者，医师会采用腹腔镜下输卵管整形术，但最好的受孕时机是在术后半年内，由于腹腔镜术后仍会有盆腔粘连，手术也会影响盆腔血供和卵巢功能，若半年内没受孕不建议再次手术治疗。

（3）输卵管管腔粘连患者，多年前曾大量应用输卵管导丝介入治疗，但因其对输卵管黏膜层的纤毛细胞有损伤性且效果不佳，现较少使用，这类患者可考虑采用辅助生殖技术助孕。

9 什么是输卵管积水？如何治疗？

输卵管积水的形成

输卵管积水的形成是由于输卵管伞端粘连闭锁，黏膜细胞的分泌液积存于管腔内，或因输卵管炎症发生峡部及伞部粘连，阻塞后形成输卵管积脓，当管腔内的脓细胞被吸收后，最终成为水样液体，也有的液体被吸收，剩下一个空壳，造影时显示积水影。

按积水程度的不同可分为轻度、中度、重度。

（1）轻度：输卵管壁光滑，伞部扩张，对比剂进入盆腔呈碎片状弥散。

（2）中度：输卵管走行迂曲甚至缠绕成团，可见伞部位置上举固定，壶腹部及伞部扩张（管径 < 15 毫米），对比剂进入盆腔，呈团片状。

（3）重度：输卵管峡部、壶腹部和伞部同时扩张（管径 ≥ 15 毫米），或呈囊状扩张，或呈腊肠样节段扩张改变，对比剂在伞部末端或盆腔内呈块状、结节状、串珠状或滴状包裹持久不散。

输卵管积水的危害

输卵管积水中含有微生物、组织碎片及一些毒性物质，当这些潴留在输卵管内的液体反流至子宫腔时可干扰胚胎在子宫内膜的着床，同时输卵管内的积水促使组织释放细胞因子、前列腺素、白细胞趋化因子及其他炎性物质，直接或间接转运至子宫内膜，同样影响子宫内膜的容受性。因此，输卵管积水可影响胚胎的着床率、妊娠率，并增加异位妊娠的概率及流产率。

输卵管积水的治疗

输卵管积水目前主要有 4 种术式：腹腔镜下行输卵管伞端或壶腹部造口术、B 超引导下行经阴道输卵管积水抽吸术、腹腔镜下输卵管近端结扎＋远端造口术、腹腔镜下行输卵管切除术。

10 什么是生殖器结核？如何诊治？

生殖器结核是由结核分枝杆菌导致的女性生殖器炎症，多见于 20~40 岁女性。按照位置可分为输卵管结核、子宫内膜结核、卵巢结核、子宫颈结核、盆腔结核。有些患者无任何症状，有些患者则症状较重。

生殖器结核的主要表现

（1）不孕：多数生殖器结核患者因不孕而就诊，在原发性不孕中生殖器结核为常见病因之一。由于输卵管黏膜破坏与粘连，常使管腔阻塞；或因输卵管周围粘连，有时管腔尚保持部分通畅，但黏膜纤毛被破坏，输卵管僵硬、蠕动受限，丧失了运输功能；子宫内膜结核还妨碍受精卵的着床与发育，也可导致不孕。

（2）月经失调：早期因子宫内膜充血及溃疡，可表现为经量过多；晚期因子宫内膜遭到不同程度破坏而表现为月经稀少或闭经。多数患者就诊时已为晚期。

（3）下腹坠痛：由于盆腔炎性疾病和粘连，可有不同程度的下腹坠痛，经期加重。

（4）全身症状：若为活动期，可有结核病的一般症状，如发热、盗汗、乏力、食欲缺乏、体重减轻等。轻者全身症状不明显，有时仅有经期发热；但症状重者可有高热等全身中毒表现。

生殖器结核的诊断

常用检查有子宫内膜病理检查、胸部 X 线、盆腔 X 线、子宫输卵管造影、腹腔镜、结核菌素试验、结核分枝杆菌检查。

生殖器结核的治疗

治疗方法包括抗结核药物治疗、支持疗法（如加强营养、适当锻炼身体、增强体质）及手术治疗。有生育愿望者，经药物治疗后可行辅助生殖技术助孕。

11 什么是子宫内膜异位症？如何治疗？

子宫内膜异位症是子宫内膜出现了异位

当子宫内膜组织（腺体和间质）出现在子宫体以外的部位

时，称为子宫内膜异位症，简称"内异症"，是一种激素依赖性疾病。异位内膜绝大多数位于盆腔脏器和壁腹膜。卵巢子宫内膜异位症会影响卵泡的发育、卵子质量、排卵。盆腔子宫内膜异位症会导致盆腔、输卵管广泛粘连，影响卵子的摄取和运输，从而导致不孕。

子宫内膜异位症的治疗

（1）治疗原则：早期诊断、早期治疗。腹腔镜是诊断盆腔子宫内膜异位症的"金标准"。

（2）治疗方式：包括手术治疗、药物治疗和助孕治疗等。

（3）治疗措施：应着重解决子宫内膜异位症造成生殖功能障碍的相关环节，包括恢复输卵管、卵巢之间的正常解剖关系，清除子宫内膜异位症病灶对生殖功能的影响，阻止疾病进展。若患者按子宫内膜异位症服药或手术治疗后仍不能妊娠，或因年龄较大而妊娠困难者，应及时行辅助生殖技术。

12 什么是卵巢子宫内膜异位囊肿？如何治疗？

卵巢子宫内膜异位囊肿是一种典型的子宫内膜异位症

卵巢的异位内膜病灶分为两种类型，异位内膜在卵巢皮质内生长，形成单个或多个囊肿，称为卵巢子宫内膜异位囊肿，为典型病变型，又称囊肿型。囊肿表面呈灰蓝色，大小不一，直径多在5厘米左右，大的可至10~20厘米。一般情况下，陈旧性血液聚集在囊内形成咖啡色黏稠液体，似巧克力样，俗称"卵巢巧克力囊肿"。因囊肿周期性出血，囊内压力增大，囊壁易反复破裂，破裂后囊内容物刺激腹膜发生局部炎性反应和组织纤维化，导致卵巢与邻近器官、组织紧密粘连，造成囊肿固定、不活动，手术时囊壁极易破裂。

卵巢子宫内膜异位囊肿的治疗

（1）直径超过4厘米的卵巢子宫内膜异位囊肿建议手术治疗，因流出的囊液可引起盆腔粘连、不孕或异位内膜再次播散和种植。

（2）年轻未生育者在彻底冲洗溢入盆腔内的囊液后，做囊肿剥除术，尽量保存正常卵巢组织，对维持卵巢功能和内分泌功能有帮助，也有助于日后增加妊娠的机会。

（3）年龄较大且已有子女，对侧卵巢正常、子宫无受累者，为避免日后复发，也可考虑做患侧附件切除。

（4）双侧卵巢受累，原则上也尽量做囊肿剥除术。若囊肿与周围组织粘连紧密，强行剥除易损伤脏器，可用无水乙醇涂在囊腔内，使囊腔内上皮层坏死，以免日后复发，术后仍宜用药物治疗。

（5）卵巢子宫内膜异位囊肿破裂者手术时宜彻底清洗腹腔，尽量切除病灶，松解粘连。

（6）术后一般仍宜服用治疗子宫内膜异位症的药物，以防止肉眼未能检出的病灶产生。

（7）手术后又复发的卵巢子宫内膜异位囊肿，一般建议行辅助生殖技术助孕。

13 什么是多囊卵巢综合征？如何治疗？

多囊卵巢综合征是一种常见的妇科内分泌疾病

多囊卵巢综合征起病多见于青春期，在临床上以雄激素过高的临床或生化表现、持续无排卵、卵巢多囊改变为特征（图 1-3-1），常伴有胰岛素抵抗和肥胖，其病因至今未明。多囊卵巢综合征的临床症状如下。

（1）月经失调：为最主要症状。多表现为月经稀发或闭经，闭经前常有经量过少或月经稀发；也可表现为不规则子宫出血，月经周期或行经期或经量无规律性。

（2）不孕：育龄期女性因排卵障碍导致不孕。

（3）多毛、痤疮：多囊卵巢综合征患者常有高雄激素血症，多毛、痤疮是高雄激素血症最常见的表现。出现不同程度多毛，阴毛浓密且呈男性型倾向，延及肛周、腹股沟或腹中线，也有出现上唇和 / 或下颌细须或乳晕周围有长毛等。油脂性皮肤及

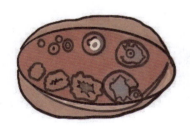 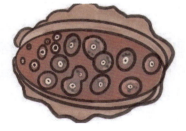

正常卵巢　　　　　　　　多囊卵巢

图 1-3-1　正常卵巢和多囊卵巢示意图

痤疮常见，与体内雄激素积聚刺激皮脂腺分泌旺盛有关。

（4）肥胖：50% 以上患者肥胖（体重指数 ≥ 25 千克 / 米^2），且常呈腹部肥胖型（腰围 / 臀围 ≥ 0.8）。肥胖与胰岛素抵抗、雄激素过多、游离睾酮比例增高及瘦素抵抗有关。

（5）黑棘皮症：阴唇、颈背部、腋下、乳房下和腹股沟等部位皮肤皱褶出现灰褐色色素沉着，呈对称性，皮肤增厚、质地柔软。

多囊卵巢综合征的治疗

多囊卵巢综合征患者常合并闭经、无排卵性月经，治疗的目的在于恢复正常月经和生育功能，防止子宫内膜恶变。多囊卵巢综合征的治疗主要分为生活调节、药物治疗和手术治疗。

（1）生活调节：为首选治疗方法，主要是控制体重。控制体重可以使部分患者恢复排卵功能，对促排卵药物有良好的反应，还可以预防心脑血管疾病和糖尿病的发生。

（2）药物治疗：调节排卵的常用药为枸橼酸氯米芬。枸橼酸氯米芬为多囊卵巢综合征不孕患者的首选药物，它既有微弱的雌激素作用，又有抗雌激素作用，可使雌激素的负反馈作用消失，增加促性腺激素释放激素的脉冲频率，调整卵泡刺激素与黄体生成素的比例。加用人绒毛膜促性腺激素、地塞米松或延长枸橼酸氯米芬用药时间可有助于常规用量无排卵患者的恢复排卵。应用枸橼酸氯米芬治疗无排卵或有排卵但未妊娠者，可以应用人绝经促性腺素或卵泡刺激素、促性腺激素释放激素激动剂治疗。应用 6 个月以上标准的促排卵周期治疗后有排卵但仍未妊娠的多囊卵巢综合征患者，可以选择体外受精－胚胎移植治疗。

（3）手术治疗：药物治疗失败者也可选择手术治疗。如腹腔镜手术，适用于对促排卵药治疗无效的患者。通过腹腔镜下电烧灼、透热或激光打洞，每侧卵巢破坏 15~20 个多囊部位，可以引起自发排卵或增加对枸橼酸氯米芬治疗的敏感性，引起雄激素和抑制素减少。对药物治疗无效的患者，腹腔镜手术能够直接处理以下病理改变，如解除粘连、剔除囊肿、修复解剖解构等，有助于改善患者的症状和提高生活质量。对于有生育需求的患者，手术还可以改善盆腔环境，提高自然受孕或辅助生殖技术的成功率。但腹腔镜手术也有疗效不持久、症状易复发的缺点。

14 什么是高催乳素血症？如何治疗？

高催乳素血症的主要临床表现

高催乳素血症是指由内外环境因素引起的，以催乳素水平升高（≥ 25 纳克 / 毫升）、闭经溢乳、无排卵和不孕为特征的综合征。临床上可表现为溢乳症或溢乳－闭经综合征，也可无症状。多见于女性。其主要临床表现为原发病的症状，女性多表现为月经失调或闭经、溢乳，可出现多食、肥胖，生殖器萎缩，阴毛、腋毛稀少，性欲减退。催乳素是由垂体分泌的一种蛋白质类激素，主要作用是刺激乳腺组织生长及产生乳汁，其主要的抑制因子是多巴胺。血中高浓度催乳素可扰乱下丘脑－垂体－卵巢轴功能，引起卵泡刺激素、黄体生成素分泌减少，使卵泡发育不良、排卵障碍或黄体功能不足导致月经稀发量少、闭经或不孕。

高催乳素血症的治疗

（1）药物治疗：①甲磺酸溴隐亭：系多肽类麦角生物碱，选择性多巴胺受体激动剂，能有效降低催乳素水平。溴隐亭对功能性或肿瘤引起的催乳素水平升高均能产生抑制作用。溴隐亭治疗后能缩小肿瘤体积，使闭经－溢乳女性月经和生育能力恢复。主要不良反应有恶心、头痛、眩晕、疲劳、嗜睡、便秘、直立性低血压等，用药数天后可自行消失。新型溴隐亭长效注射剂可克服口服造成的胃肠功能紊乱。②喹高利特为作用于多巴胺 D_2 受体的多巴胺受体激动剂，多用于对甲磺酸溴隐亭不良反应无法耐受时。③维生素 B_6 20~30 毫克，每天 3 次，口服。与甲磺酸溴隐亭同时使用起协同作用。

（2）手术治疗：当垂体肿瘤产生明显压迫及神经系统症状或药物治疗无效时，应考虑手术切除肿瘤。术前短期服用溴隐亭能使垂体肿瘤缩小，术中出血减少，有助于提高疗效。

（3）放射治疗：用于不能坚持或耐受药物治疗者、不愿手术者、不能耐受手术者。放射治疗显效慢，可能引起垂体功能低下、视神经损伤、诱发肿瘤等并发症，不主张单纯放疗。

15 什么是子宫内膜息肉？如何治疗？

子宫内膜息肉是一种子宫内膜良性疾病

子宫内膜息肉是妇科常见多发的子宫内膜良性疾病，发病率高达 25％，可发生于任何年龄阶段的女性。子宫内膜息肉是子宫内膜基底层的局限性增生，由少量的纤维结缔组织组成的间质、管壁较厚的血管和分布不规则的腺体组成（图1-3-2）。按功能分为功能性息肉、非功能性息肉、腺肌瘤样息肉、绝经后息肉。

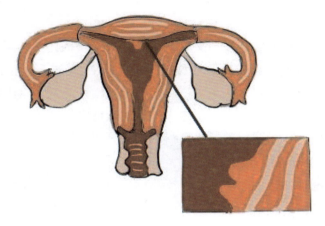

图 1-3-2　子宫内膜息肉示意图

临床表现为月经量增多、经期延长、经间期阴道点滴出血。子宫内膜息肉可导致不孕、流产，可能与慢性炎症、子宫出血、胚胎种植异常和刺激子宫异常收缩有关。

子宫内膜息肉的治疗

治疗方法包括刮宫术、宫腔镜下子宫内膜息肉切除术、药物治疗。药物治疗（周期性孕激素治疗）的主要作用在于预防术后复发。

16 什么是子宫腔粘连综合征？如何治疗？

宫腔粘连综合征是由子宫腔部分或全部粘连引起的一组临床综合征

子宫腔粘连综合征，又称 Asherman 综合征，是指因子宫腔手术操作、感染等原因造成的子宫腔部分或全部粘连闭塞。最常见于自然流产、人工流产、葡萄胎清宫术后及子宫内膜息肉电切术后等。近年来，由于人工流产数增多及不规范手术操作等原因，导致子宫腔粘连发病率明显升高，严重影响了生育期女性的身体健康及生育能力。

根据粘连位置的不同，子宫腔粘连可分为 3 种类型：①中央型，子宫腔粘连带位于子宫前后壁之间，将子宫腔中央部分粘连；②周围型，子宫腔粘连位于子宫后壁、子宫底及子宫角，将子宫腔周围部分粘连，子宫角粘连时，输卵管开口不可见；③混合型，即中央型合并周围型粘连。

根据欧洲妇科内镜协会子宫腔粘连的分类标准，将子宫腔镜下子宫腔粘连的分度标准分为 Ⅰ～Ⅴ 度。Ⅰ 度为轻度，Ⅱ 度、Ⅲ 度为中度，Ⅳ 度、Ⅴ 度为重度。

Ⅰ 度：子宫腔多处有纤维膜样粘连带，两侧宫角及输卵管开口正常。

Ⅱ 度：子宫前、后壁之间有致密的纤维状粘连，两侧输卵管开口可见。

Ⅲ 度：纤维状粘连致密部分及一侧宫角闭锁。

Ⅳ 度：纤维状粘连致密部分及两侧宫角闭锁。

Ⅴ度：Ⅴa 度粘连带瘢痕化导致子宫腔极度变形及狭窄；Ⅴb 度粘连带致宫腔完全消失。

粘连带的性质与预后相关。膜性粘连组织较脆、易分离，预后好；肌性或纤维性粘连表面呈灰白色，坚韧，手术分离后预后差。

子宫腔粘连综合征主要表现为月经减少、闭经、不孕、流产和周期性腹痛等，妊娠后易致早产、胎盘位置异常、胎盘植入、产后出血等。

宫颈粘连的治疗

（1）子宫腔粘连分离术后即刻放置宫内节育器，口服大剂量雌激素以促进子宫内膜再生，预防子宫腔粘连，术后 3 个月取出宫内节育器。

（2）子宫腔粘连分离术后放置福莱双腔单囊导尿管，导尿管留置时间为 10 天，术后给予激素支持治疗。

（3）子宫腔粘连术后立即放置子宫球囊支架，能有效阻止粘连再生。子宫球囊支架放置时间应根据粘连的严重程度决定，可放置 10~30 天，放置球囊支架期间，应使用广谱抗生素预防子宫腔感染。术后常规采用大剂量雌激素治疗，以促进子宫内膜再生。

17 什么是子宫肌瘤？如何治疗？

子宫肌瘤是女性生殖器最常见的良性肿瘤

子宫肌瘤由平滑肌及结缔组织组成，常见于 30~50 岁妇女，20岁以下少见。按肌瘤与子宫肌壁的关系分为肌壁间肌瘤、浆膜下肌瘤、黏膜下肌瘤（图1-3-3）。其中黏膜下肌瘤占10%~15%。肌瘤向子宫腔方向生长，突出于子宫腔，表面仅为子宫内膜覆盖。黏膜下肌瘤易形成蒂，在子宫腔内生长犹如异物，常引起子宫收缩，肌瘤可被挤出子宫颈外口而突入阴道。易导致不孕、流产。

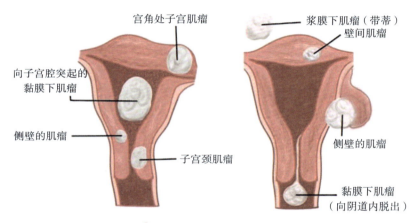

图1-3-3　子宫肌瘤示意图

　　临床多表现为经量增多、经期延长、白带增多、压迫症状等。子宫黏膜下肌瘤占据了受精卵着床的部位导致着床失败，或影响子宫内膜血供而降低了子宫内膜容受性，不利于孕卵着床。即使妊娠，也常因影响胚胎发育而流产。大的黏膜下肌瘤突入子宫腔，或大的肌壁间肌瘤使子宫腔变形，或由机械压迫导致子宫内膜供血不良，或子宫内膜功能异常引起流产。

子宫肌瘤的治疗

子宫肌瘤的治疗方式包括常规手术治疗、微创治疗、药物治疗和观察。治疗方式的选择与年龄、胎次、生育愿望、症状的严重程度，以及子宫肌瘤的位置、大小、数量相关。

（1）常规手术治疗：包括肌瘤切除术和子宫切除术。肌瘤切除术适用于希望保留生育功能的患者，包括肌瘤经腹剔除术、黏膜下瘤和突向子宫腔的肌壁间肌瘤宫腔镜下切除术，以及突入阴道的黏膜下肌瘤阴道内摘除术。不要求保留生育功能或疑有恶变者，可行子宫切除术，包括全子宫切除术和次全子宫切除术。

（2）微创治疗：为非主流治疗方法，主要适用于不能耐受或不愿手术者。包括子宫动脉栓塞术、高能聚焦超声等。子宫动脉栓塞术通过阻断子宫动脉及其分支，减少肌瘤的血供，从而延缓肌瘤的生长，缓解症状。但该方法可能引起卵巢功能减退并增加潜在的发生妊娠并发症的风险，一般不建议有生育要求的女性使用。高能聚焦超声：通过物理能量使肌瘤组织坏死，逐渐吸收或瘢痕化，但存在肌瘤残留、复发的风险，并需要除外恶性病变。类似治疗方法还有微波消融等。

（3）药物治疗：适用于症状轻、近绝经年龄或全身情况不宜手术者。常用的药物为促性腺激素释放激素激动剂，每月1次。采用大剂量或长期非脉冲式给药，可抑制卵泡刺激素和黄体生成素分泌，降低雌激素至绝经后水平，以缓解症状并抑制肌瘤生长使其萎缩，但停药后又逐渐增大。用药后可引起绝经综合征，长期使用可引起骨质疏松等不良反应，故不推荐长期用药。应用指征：①缩小肌瘤以利于妊娠；②术前用药物控制症状、纠正贫血；③术前用药物缩小肌瘤，降低手术难度，或使经阴道或腹腔镜手术成为可能。

（4）观察疗法：无症状肌瘤一般不需要治疗，特别是近绝经期女性。绝经后肌瘤多可萎缩或消失，每3~6个月随访1次。

18 什么是子宫畸形？如何诊断和治疗？

子宫先天性发育异常在育龄期女性人群中发病率约为4.3%。按照子宫发育异常的形态结合临床表现、治疗、预后进行分类，包括：①先天性无子宫；②始基子宫；③子宫发育不良；④双子宫；⑤双角子宫和弓形子宫；⑥纵隔子宫；⑦单角子宫；⑧残角子宫。以下是几种常见的子宫畸形。

纵隔子宫

纵隔子宫是最常见的子宫发育异常，是由双侧中肾旁管于体中线部分性吸收不全导致。子宫外形正常但自子宫底至子宫颈内口存在纵隔，可分为完全性纵隔和不完全性纵隔。在组织学上，纵隔由血供较差的结缔组织和肌肉组织组成，在纵隔上覆盖的子宫内膜对周期性的激素刺激缺乏敏感性。大部分因纵隔子宫发生复发性流产的患者流产发生在妊娠早期的中期和妊娠中期的早期。

（1）诊断：子宫输卵管造影、超声检查、宫腔镜检查、宫腹腔镜联合检查。

（2）治疗：经宫腔镜手术切除纵隔。术后子宫腔内放置宫内节育器，同时应用大剂量雌激素，是预防术后子宫腔粘连的有效方法。纵隔切除后自然流产率大幅度下降。

双角子宫和弓形子宫

双角子宫和弓形子宫发生原因是双侧中肾旁管未完全融合，双侧部分或完全分离的内膜腔连接于一个宫颈。宫底部融合不全呈双角者，称为双角子宫；宫底部稍凹陷呈马鞍状，称为弓形子宫。双角子宫患者基本不影响受孕，但可能影响妊娠结局，如复发性流产、早产患者中有 25% 为双角子宫妊娠。

（1）诊断：双角子宫及纵隔子宫的生殖结局和治疗策略显著不同，必须明确鉴别。宫腹腔镜联合检查是最可靠的诊断手段，检查可见纵隔子宫宫底较宽、外表基本正常，而双角子宫宫底部有明显凹陷并有 2 个明确分开的子宫角，但该检查具有创伤性，且费用昂贵。三维超声可以从子宫外部的形态准确鉴别子宫纵隔与双子宫或双角子宫，属于无创检查，费用相对便宜，应作为首选方法。子宫输卵管造影无法区分纵隔子宫和双角子宫。

（2）治疗：对于双角子宫患者，在排除其他可能导致流产的因素后，才考虑行子宫矫形术。弓形子宫无须治疗。

双子宫

双子宫是双侧中肾管旁完全未融合，各自发育形成 2 个子宫和子宫颈，常合并阴道纵隔，左右侧子宫各自有输卵管、卵巢、韧带。多数无任何症状，发生梗阻时可有相应的表现。

（1）诊断：阴道 B 超可确诊，是否需要手术有争议。非阻塞性双子宫常在妇科检查时发现 2 个子宫颈，宫腹腔镜联合检查可明确诊断。双子宫一般无须手术矫正，但一侧子宫颈发育不良引起梗阻时，可考虑行腹腔镜一侧子宫切除术。

（2）治疗：发生复发性流产的双子宫患者，在排除其他可能导致流产的原因后可行子宫联合术、单侧子宫切除术，但此类手术损伤大、难度高，关于是否能改善生育力的报道极少。

单角和残角子宫

单角子宫发生原因是一侧中肾旁管发育，另一侧中肾旁管未发育或未形成管道。通常未发育侧的卵巢、输卵管、肾脏同时缺如。约 65% 的单角子宫合并残角子宫。单角子宫者生育可能正常，也可能发生流产或早产。单角子宫的不良妊娠结局除与子宫腔形态异常有关外，还可能与子宫血管系统异常及子宫肌层发育不良有关。

（1）诊断：阴道 B 超提示单角子宫、残角子宫诊断，需要腹腔镜检查确诊。

（2）治疗：单纯单角子宫目前尚无合适的治疗方法，一般无须治疗；没有内膜的残角子宫也可不手术切除。单角子宫患者妊娠期要加强监护，早期诊断，及时处理并发症。有内膜的残角子宫需要手术切除。因有内膜的残角子宫引流不畅可引发盆腔疼痛和子宫内膜异位症，也可发生残角子宫妊娠。常用的方法是腹腔镜残角子宫切除术。

（赵　虹　周远忠）

第四节

可能影响受孕的男性生殖器官异常

1 阴茎是如何发育的？

在孕 8 周前几乎是无法判断胎儿性别的，从孕 9 周开始，胎儿性别逐渐显现，从影像学检查（如彩色多普勒超声）可显示男性胎儿外生殖器阴茎明显从身体伸出约 90°。孕 12 周左右，阴茎明显增大。孕 8~16 周，尿道在阴茎体和阴茎头内形成。孕 16 周，包皮完全形成，覆盖阴茎头。孕 18 周，胎儿阴茎表皮在尿道与尿道上皮的远端相交。孕 36 周左右，阴茎外观才能基本完成发育，形成最终完整的阴茎，同时睾丸也逐渐从体内下降，降至阴囊内，形成较为完整的男性性器官。

男婴出生时，阴茎平均长 2.78 厘米，基本都处于包茎状态，阴茎头被长长的包皮包裹。随着年龄的增长，至儿童期，"小丁丁"逐步开始变大变长。从青春期开始，男孩体内雄激素逐渐增多，带来了身体上的一些重要改变，睾丸、阴囊、阴茎和阴毛都开始生长，对性的意识也越来越强。成年后，阴茎基本上停止发育，阴茎、睾丸已与成人相同。

2 隐藏起来的"丁丁"——隐匿性阴茎

什么是隐匿性阴茎?

很多家长因为小朋友阴茎没有显露,认为孩子可能只是单纯的阴茎短小或包皮过长,但实际上很多孩子可能是隐匿性阴茎,那么什么是隐匿性阴茎呢?

隐匿性阴茎是指阴茎体发育正常,但阴茎皮肤由于各种原因未能正常附着于阴茎体,使阴茎隐匿于皮下,导致阴茎显露不良的一种阴茎畸形,表现为阴茎外观短小。

为什么会出现隐匿性阴茎?

隐匿性阴茎是一种常见的先天发育异常和畸形性疾病,近年来发病率呈上升趋势。隐匿性阴茎的发病原因并不清楚,其发生的主要原因包括先天性因素和肥胖。

(1)先天性因素:原本固定阴茎周围的韧带发生结构异位,阴茎的腹部皮肤不向前延伸到靠近阴茎的地方,而是直接与阴茎头的冠状沟相连,从而造成阴茎皮肤不能在其表面滑动,阴茎舒张受限。

(2)肥胖:一些肥胖儿童,由于脂肪堆积,阴茎根部被埋入皮肤下,使阴茎外形看起来很短小。随着发育过程中脂肪逐渐减少,阴茎才逐渐显露。这类阴茎外观短小,外形类似鸟嘴状,但阴茎体发育正常。

隐匿性阴茎有哪些类型？

隐匿性阴茎大致可以分为 2 种，一种是自幼即表现出阴茎短小，呈塔尖样或鸟嘴样，有时体表仅见一"皮丘"，但阴茎体发育正常，伴或不伴有肥胖，即先天性隐匿性阴茎；另一种是出生时阴茎外观无明显异常，随着后天肥胖而逐渐出现阴茎短小的外观，即后天获得性隐匿性阴茎。

如何区分隐匿性阴茎与包皮过长？

虽说隐匿性阴茎外观与包皮过长相似，但却是 2 种完全不同的疾病。小男孩在 3~4 岁后，如果包皮还是不能上翻，或者包皮口很小，就可以称为包皮过长或包茎。其特点是包皮冗长包裹阴茎头，而阴茎体的外观显露良好。隐匿性阴茎则是包皮过短，阴茎体正常但不能外伸。

如何区分包皮过长与隐匿性阴茎？用手将阴茎皮肤推至根部，才能看到正常的阴茎体，但手一松开，阴茎体又回缩了，这就是隐匿性阴茎。换句话说，如果把阴茎比喻为一支削过的铅笔，有笔杆、有笔尖的就是包皮过长；没有笔杆，但有笔尖的则是隐匿性阴茎。

遇到隐匿性阴茎该如何处理？

在男孩生长发育过程中，家长往往因为孩子阴茎外观较短小，还有一层包皮覆盖，误以为是包皮过长，并且这种情况不仅会出现在孩童时期，成年后依然有可能出现。成人的隐匿性阴茎多数是因为性生活困难或不满意而就诊，主要表现为阴茎发育较短小，特别是阴茎头偏小。

一旦怀疑隐匿性阴茎，建议去正规医院进一步确诊。具体处理方法需根据情况而定。隐匿性阴茎有随着年龄的增长而自愈的可能，因此，主张先以观察和非手术治疗为主，对不能自愈的患者才考虑手术治疗。

对于学龄前期的男童，如果没有出现尿路感染，不影响排尿，则可以观察。对于合并肥胖的男童，应以非手术治疗为主，包括减肥、保持局部卫生，随着阴茎的发育，大多数减肥成功的男童到青春期时，其阴茎外观可以明显改善。

如果患儿出现排尿困难，反复发生阴茎头包皮炎、尿路感染等，或因为阴茎外观短小而引起严重的自卑心理，或者非手术治疗无效；或者成年人因阴茎头偏小影响夫妻生活，对心理造成过大伤害，或同时伴有包茎，建议尽早手术治疗。至于手术时机，大多数患儿应在学龄期前后进行手术；但反复出现感染或导致家长情绪严重焦虑者，笔者认为应适时手术治疗。

3 什么是包茎?

包茎是指包皮口狭小，不能上翻露出阴茎头。由于包皮太长、太紧，无法分开，而且尿道口仅留一个针尖大小的缝隙，这样排尿射精的阻力加大，还会诱发包皮炎。包茎可占男童的 25% 以上，但成年人包茎明显少于青少年。包茎可分为生理性包茎、假性包茎（包皮过长）、真性包茎和嵌顿包茎（图 1-4-1）。

如果包皮与阴茎头粘连，或包皮有横向走行的血管，或包茎严重而从不翻起清洗，都可能限制阴茎头的发育，甚至出现包皮腔内积存的白色块状物（包皮垢），还可能成为诱发阴茎癌

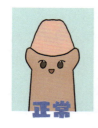 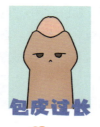 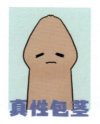 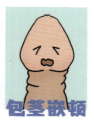

正常　　　包皮过长　　　真性包茎　　　包茎嵌顿

图 1-4-1　包茎的不同形态

和女性宫颈癌的危险因素。因此，一旦发现上述情况，应尽早到小儿泌尿科就诊。

4 还有哪些罕见的阴茎发育异常？

阴茎完全缺失或无阴茎

先天性无阴茎是一种罕见的疾病，发病率极低。典型表现为完全没有阴茎结构，也就是完全没有阴茎海绵体，尿道开口在阴茎下方甚至开口于直肠。患有这一疾病的男性在通常情况下，2 个睾丸正常发育，并且位置正常位于阴囊内，因此，绝大多数在出生时性别明确为男性。当然，部分男性可能会出现原始睾丸或隐睾，且多合并尿道畸形，治疗相当困难，施行阴茎成形术效果不好，最好切除睾丸，做尿道阴道成形术，青春期后以雌激素维持女性特征。

双阴茎

双阴茎又称重复阴茎，可平行排列或前后排列。一般认为这是由胚胎时期 2 个阴茎始基发育不良或不完全融合导致的，通常合并泌尿生殖系统其他严重的发育异常，如无阴囊、睾丸，肾脏缺如，膀胱、阴茎及尿道的发育不良等。阴囊的缺如通常伴有睾丸的缺如，会导致精子无法正常发育成熟而致不育。根据胚胎时期阴茎始基分化发育的不同，可分为部分重复或完全重复。部分重复阴茎又称分支阴茎，表现为阴茎体纵向分裂，可以是仅阴茎头部分开，也可以是阴茎头部、体部均被分隔开，尿道开口于分隔处深部，有共同的尿道。完全重复阴茎又称真性双阴茎，2个阴茎完全独立分开，有各自的尿道、阴囊或膀胱。

阴茎过长

阴茎过长较为罕见。此类阴茎自然状态下长度都会达到10厘米以上，勃起后常大于21厘米，不仅影响日常的生活、行走和学习，还会影响性生活，这些发育不良大多需要到正规医院做相关的检查确诊。

5 尿道开口位置出错了——尿道下裂

什么是尿道下裂？

有的家长发现宝贝的"丁丁"看上去很奇怪，尿道开口不在阴茎头的顶端，阴茎向下弯曲，排尿跟正常的小男孩不一样，且容易尿裤子，这到底是怎么回事呢？

尿道下裂是由前尿道发育不全、胚胎性别分化发育过程中出现的内分泌缺陷和紊乱，以及其他多种原因导致尿道沟融合不全而停顿于不同发育阶段，尿生殖沟没有自后向前在中线完全闭合，造成尿道口达不到正常位置的阴茎畸形。

　　根据尿道外口的位置，尿道下裂可分为前段型（阴茎头型、冠状沟型）、中段型（阴茎远端型、阴茎中端型、阴茎近端型）和后段型（阴茎阴囊型、阴囊型、会阴型）（图 1-4-2）。

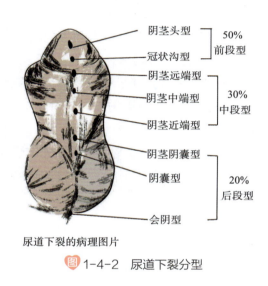

尿道下裂的病理图片

图 1-4-2　尿道下裂分型

哪些原因会造成尿道下裂？

　　目前尿道下裂的病因还不完全清楚。首先，可能与环境中广泛存在的雌激素和抗雄激素类物质的污染有关；其次，尿道下裂的发生与遗传有关，20%~25% 的临床病例有明确的家族遗传性，尿道下裂患者的亲兄弟患尿道下裂的概率是正常人的 10 倍，堂兄弟的患病风险约为 12%，并且尿道下裂表型越严重，其一级亲属尿道下裂患病风险越高；再次，尿道下裂患者中染色体的畸变率较正常人群明显增高，有常染色体畸变，也有性染色体畸变。此外，妊娠期服用避孕药物、低体重儿也为尿道下裂的高风险因素。

尿道下裂会有哪些影响？

（1）容易伴发多种畸形，最常见的是腹股沟斜疝或鞘膜积液及隐睾，重度的尿道下裂常合并阴茎阴囊转位。

（2）易并发感染，以反复附睾炎最常见。

（3）若是尿道外口在阴茎根部或会阴部，不能站立排尿，需要像女孩一样蹲位排尿，这会对男孩的心理造成一种严重不良的影响。

（4）尿道下裂通常合并阴茎弯曲，表现为在性生活时阴茎不能伸直，不能正常进行阴道内射精，严重影响性生活和生育。

尿道下裂该怎么办？

虽然尿道下裂是一种严重的畸形，是一个治疗过程很麻烦的疾病，但仍是可以治疗的。手术是目前治疗尿道下裂的唯一办法，随着生殖器官的发育，多数尿道下裂患者的阴茎常呈弯曲状。如果不尽早手术，会出现生殖器官发育不良、阴茎短小等情况，影响成年后的性生活和生育情况。因此，建议在3岁内完成手术。

"蛋蛋"去哪儿了——睾丸畸形之隐睾

为什么会出现隐睾？

很多细心的家长在给小朋友洗澡时突然发现，阴囊空空的或只有一个"蛋蛋"，那么"蛋蛋"究竟去哪儿了？

正常情况下，在胚胎时期，睾丸位于男性胎儿腹腔内，睾丸从腹腔逐渐下行，通过腹股沟管下降至阴囊内。阴囊内温度较体温低 1~2 ℃，是睾丸产生精子最适宜的环境。

当睾丸在下降过程中停留在任何不正常的部位，如腰部、腹部、腹股沟管附近，就称为隐睾。隐睾可以是单侧的，也可以是双侧的，如果一侧睾丸空虚，另一侧睾丸正常，就是单侧隐睾；如果阴囊两侧都空虚，就是双侧隐睾。

隐睾是常见的先天性泌尿生殖系统畸形之一，也是男性不育的重要原因之一。隐睾在足月男婴 1 岁时发病率为 1.0%~4.6%，早产儿隐睾发生率明显升高，出生体重 < 1500 克的极低体重儿，其隐睾的发生率甚至高达 60%~70%。

隐睾分哪些类型？

隐睾分为可触及睾丸和未触及睾丸 2 类，约 80% 的隐睾患儿的睾丸是可触及的。根据睾丸位置可分为睾丸下降不全和睾丸异位（图 1-4-3）。睾丸下降不全是指睾丸位于其下降的正常途径上，但未能降至阴囊，常伴有腹膜鞘突未闭；也就是说睾丸按照规定的路线行走，但并没有到达"终点站"——阴囊的位置，而是选择在"中途"下车了，如腹腔、腹股沟管或阴囊入口处。睾丸异位是指睾丸离开正常下降途径，到达会阴部、股骨、耻骨，甚至到达对侧阴囊，也就是蛋蛋"走错路"了。

隐睾有哪些危害？

（1）影响生育能力：因为阴囊内的低温条件是睾丸产生精子所必需的，若睾丸没能下降进入阴囊内，局部温度高，会导

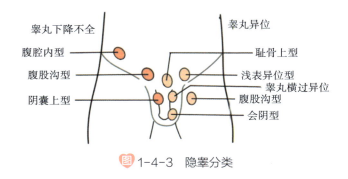

睾丸下降不全
　腹腔内型
　腹股沟型
　阴囊上型

睾丸异位
　耻骨上型
　浅表异位型
　睾丸横过异位
　腹股沟型
　会阴型

图 1-4-3　隐睾分类

致睾丸生精细胞损害，影响精子的产生和成熟，长时间不能回到正常位置，睾丸的生精上皮变性，可导致不育。据统计，睾丸下降异常占不育患者的 8.5%。单侧隐睾症患者中 20% 有不育问题，双侧隐睾症患者中 40%~80% 有不育问题。

（2）容易发生恶变：隐睾由于生长环境改变以及发育上的障碍，使睾丸细胞发生恶变，从而形成恶性肿瘤。

（3）容易因意外发生损伤：由于睾丸位置浅表，稍有撞击或外伤，容易发生损伤。同时，因外生殖器形态的变化，会使小男孩产生自卑心理。

隐睾应该如何治疗？

一般建议尽早治疗，当然也不能操之过急。出生时睾丸未降至阴囊，可观察到 6 个月时再评估睾丸的位置。1 岁以内的宝宝，有一部分其睾丸仍有自然下降的可能。若 1 岁时仍未降至阴囊，部分患儿在接受激素治疗后睾丸会下降，若激素治疗无效，则应及时选择手术治疗。

睾丸是否可触及和其具体位置是选择治疗方案的重要依据，治疗年龄最好在 1 岁前，最迟在 1 岁半以前完成。可触及睾丸的患儿可选择开放手术或腹腔镜手术行睾丸固定术；未触及睾丸的患儿可选择行腹腔镜探查，再根据是否探查到睾丸决定下一步手术方案。

有研究表明，青春期未治疗的隐睾患者，约50%的患侧睾丸组织中仍可见处于不同发育阶段的生殖细胞；约2%的患者睾丸管腔内有生殖细胞瘤形成。因此，超过青春期的隐睾患者，建议先做睾丸组织活检，根据病理结果决定下一步治疗。

当然，隐睾术后还是不能放松警惕，应定期体检及复查B超，及早发现有无萎缩、回缩、恶变等。

7 什么是睾丸发育不全？

先天性睾丸发育不全又称生精小管发育不全，或原发性小睾丸症，或克兰费尔特综合征，是男性不育中最常见的染色体异常。在胚胎时期，由于血液供应障碍或在睾丸下降时发生精索扭转，均可引起睾丸发育不全，在性幼稚及有垂体功能减退时，也可发生睾丸发育不全。根本缺陷是男性多一条X染色体，常见的核型是47,XXY或46,XY/47,XXY。其特点是睾丸小、无精子及尿中促性腺激素增高等。在儿童期无异常，常于青春期或成年期时出现。

患者通常体型较高，下肢细长，皮肤细白，阴毛及胡须稀少，常没有腋毛，呈类阉体型。约50%患者两侧乳房肥大，外生殖器呈正常男性样，但阴茎较正常男性短小，两侧睾丸显著缩小，成年男性睾丸直径多小于3厘米，质地坚硬，性功能较差，精液中无精子，智力发育正常或略低。患者常因不育或性功能低下而就诊。

治疗方面，可以使用雄性激素促进第二特征发育，促使生殖器发育正常，阴毛发育明显，富有男性特征，促进性欲，还可维持正常的性功能。不过，精液中无精子或精子较少的患者大多会出现受孕困难的现象，这种情况建议选择辅助生殖技术助孕。

8 一些罕见的睾丸发育畸形

并睾症

并睾症是指两侧睾丸合并为一体，比较罕见，可发生在阴囊内，也可发生在腹腔内，常伴有其他严重先天性畸形，发育至成人者甚少。

多睾症

多睾症是指人体内存在 2 个以上的睾丸，多睾症的发生可能是胚胎的生殖嵴在演化为睾丸的过程中，因某种因素使胚胎早期生殖嵴内上皮细胞索分裂导致，是一种极为罕见的先天性异常。多余的睾丸极少能正常发育，长期异位存在异位并萎缩的睾丸尚有恶变的可能。以三睾多见，多余的睾丸大多数位于阴囊内，少数位于阴囊外其他部位。大多数患者的多睾症是在婴幼儿及青少年期，在无意中发现阴囊或腹股沟处有一包块，或因睾丸扭转就诊时被发现，恶变及扭转时均需手术治疗。

无睾症

无睾症即男性没有睾丸，这种情况罕见。单侧无睾多发生于右侧，并且常伴有对侧隐睾，双侧无睾常导致性别异常，一般性功能也会明显缺乏。病因可能是在胚胎发育过程中因某种因素干扰使性腺发育障碍，或者妊娠期或出生前后不久，睾丸扭转，导致睾丸血供受阻而使睾丸萎缩。

9 什么是先天性输精管缺如?

先来看一个案例：小张，男性，26 岁，身体健康，性生活正常，能射精，但妻子却一直没能怀孕。去医院进行多项检查后，发现小张是先天性输精管缺如。那么，什么是先天性输精管缺如呢?

先天性输精管缺如是男性生殖系统的一种先天性畸形，是指先天性输精管道的缺失，这种缺失可以是单侧输精管缺如，也可以是双侧输精管缺如。包括阴囊段和腹股沟段缺如（外缺如）与盆腔段缺如（内缺如）。先天性输精管缺如作为一种男性生殖系统的先天性畸形一直被怀疑可能与遗传因素有关，如基因突变。若为双侧输精管缺如，精子不能通过输精管运输成为精液的一部分，患有这种疾病的男性精液中不能找到精子。

先天性输精管缺如患者常以不育就诊，体检时双侧或单侧阴囊内触摸不到输精管，附睾头部增大、体尾部缺如。精液检查提示无精子，超声等检查可能提示精囊缺如或发育不良。单侧输精管缺如由于对侧睾丸、输精管正常，可不影响正常生育。双侧输精管缺如若没有伴睾丸生精功能异常，则可选择辅助生殖技术完成助孕。

（邓茗予 商学军）

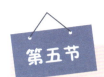

第五节

卵子的发育过程

1 卵子之"家"——卵巢的结构和基本功能

卵巢是女性性腺，正如蜂巢是蜜蜂的家，卵巢同样是卵子之"家"。卵巢的大小和形态随年龄生育状态而变化。育龄期女性的卵巢大约如 2 个拇指大小，五六克重。别看它身躯很小，能量却大得很。女性的婀娜体态，青春靓丽，孕育生命，皆有赖于卵巢的 2 个主要生理功能：产生卵子和分泌性激素。青春期前的卵巢，因为没有排卵活动，表面光滑，而青春期开始排卵后，卵巢表面逐渐变得凹凸不平，绝经后则逐渐萎缩，变小变硬，外观像核桃。卵巢的结构，从外到内分为皮质和髓质。皮质是主体，由大小不等发育着的各级卵泡、黄体，以及它们退化形成的残余结构组成；而髓质由疏松的结缔组织，丰富的血管、淋巴管、神经及一些结缔组织平滑肌纤维构成，为皮质提供营养物质、功能调节因子和结构上的支撑，为卵泡的生长发育提供"后勤保障"。

2 人类卵子是怎样生长发育起来的？

卵母细胞的生长发育过程

卵母细胞根据大小形态、发育的不同阶段分为初级卵母细胞和次级卵母细胞。女性胚胎五六个孕周之时，最原始的生殖细胞已经发育为卵原细胞，也就是卵子最前期的一些细胞。随着孕周的增加，它缓慢分化为初级卵母细胞。出生后 6 个月时，所有的卵原细胞也就转变为初级卵母细胞，但是这些初级细胞，就停滞在一定的特定的细胞周期，直至青春期，卵泡才会继续增长，卵母细胞才会恢复之前停滞的细胞周期，形成次级卵母细胞，随即再次发生细胞周期的停滞，直至受精之时，受精发生后卵母细胞继续未竟之路，完成后续的细胞周期，这个时候它才成为一个受精卵。如果没有受精的过程，卵细胞最终的结局则是凋亡。因此，与男性的精子不一样的是，卵子在胚胎期就已经启动了它的细胞分裂周期，其历时很长，而且中间停滞 2 次。它停滞的意义在于与卵泡细胞生长、发育协同化。如果卵母细胞发育过快或过慢，均不能顺利地形成成熟且功能良好的个体，而且残余的卵泡也可以形成卵巢囊肿。

卵泡有什么结构和特点？

卵泡是由各级卵母细胞和其周围起辅助作用的卵泡细胞组成的，它是卵巢的基本功能单元。如果说卵母细胞是"月亮"，那么，周围的卵泡细胞则是"星星"，卵泡显著的形态特点可以用"众星捧月"来形容。相应地，卵泡从小到大，亦可以分为原始卵泡、初级卵泡、次级卵泡及成熟卵泡（图 1-5-1）。

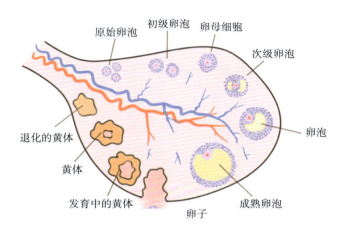

图 1-5-1　卵巢切面示意图

在这个过程中，卵泡有以下几个特点。

第一，原始卵泡始于胚胎期，逐渐减少。事实上，5 个月胎龄的胎儿拥有最多数量的卵泡，大约 700 万个，其后大部分退化闭锁，到出生时只有约 200 万个。到忙成熟的生育期时，仅剩下大约 40 万个。可以说，原始卵泡的数量代表了卵巢的储备功能。无论什么原因，如果原始卵泡被过度激活和消耗，都会导致卵巢储备的耗竭，甚至卵巢功能早衰。

第二，在不同的发育阶段，卵母细胞是逐渐增大的，而且它周围的卵泡细胞也会增多，由一层变为多层，形态也发生变化，并逐渐形成透明带、放射冠等附属结构。当然，卵母细胞和周围的这些细胞之间其实都有能量物质，以及一些信号的传递和交换。

第三，卵泡发育到一定阶段就可以接受外来激素调节物质的调控。在临床上，有一种预测卵巢储备功能的指标，称为抗米勒管激素。这种激素由卵泡产生，它的浓度和卵泡的数量成正比，即正相关。如果它的浓度降低，就意味着进入生长阶段的卵泡减少，也就揭示卵巢储备功能降低。因此，临床上将抗米勒管激素作为判定卵巢储备的一个重要指标。

第四，卵泡生长到一定程度，直径差不多 18~25 毫米时，就达到一个成熟卵泡的大小了。此时它周围的卵泡细胞也可以大量分泌雌激素，因此结合临床，可以根据 B 超测量的卵泡大小，以及测定的血液中雌激素的浓度判定卵泡的成熟程度，这也是指导患者进行卵泡生长监测、促排卵并指导同房或人工授精的基础。

卵泡从小到大经历了怎样的成长历程？

每个月都有一批卵泡发育，通过一定的竞选机制，一般每个月只有 1 个或 2 个卵泡"拔得头筹"最终成熟，其余则退化闭锁。因此，一个女性一生中最终能够成熟排出的卵子为 400~500 个，其余的则是"陪跑员"。从原始卵泡生长到成熟卵泡，是一个相当漫长的过程，它大致可以分为 3 个阶段。

第一个阶段，是不依赖卵泡刺激素的生长阶段。这个阶段是非常缓慢的，至少需要十几年，从胎儿起，直到绝经前的这个时期都可以发动这一阶段的生长。

第二个阶段，是依赖卵泡刺激素的生长阶段，它需在青春期后发生，这个阶段的卵泡需要一定量的卵泡刺激素的支持，但是，与月经周期改变的卵泡刺激素波动无关。

第三个阶段，是高度依赖卵泡刺激素的快速生长阶段，这就是进入月经周期的一个卵泡生长阶段，一般每个月有 10~20

个卵泡进入这个阶段，最终会有 1~2 个优势发育的，可被选为当月的"成长明星"，最后发育为成熟卵泡并排卵。

卵子"明星选拔制"对疾病治疗有何启示？

这种募集选择的意义在于避免多胎妊娠，临床上有一种疾病，称为多囊卵巢综合征，它的一个重要特点是虽然每个月有很多卵泡参与"竞选"，但最终都不能有"出类拔萃的天选之子"脱颖而出，也就不能成熟排卵，这就是排卵障碍导致不孕的一个常见疾病。当然关于卵泡的选择机制，有很多学说，在这里不详细展开，但必须强调的是，临床上诱导排卵时，通常是调整外源卵泡刺激素的含量或激发内源卵泡刺激素的产生，并维持一定的时间控制卵泡发育的数量，达到促排卵的目的。促排卵产生的卵子既不能太多，也希望达到一定的数量以满足临床的需要。相反，避孕药主要是通过外来的雌激素及孕激素的摄入，抑制卵泡刺激素的产生和分泌，干扰卵泡发育和选择，使其不能成熟排卵，最终达到避孕的目的。

3 排卵的"来龙去脉"

排卵是怎么回事？

排卵是指成熟卵泡的卵泡壁破裂，卵母细胞与卵泡细胞以及其他附属结构一同随卵泡液排出的过程，是卵泡成熟和功能完备的终点。排卵过程排出的并不仅仅是卵母细胞，还包括卵泡细胞和其周围的附属结构，如透明带一起从卵泡表面的薄弱之处破"口"而出。卵子究竟是如何排出的？目前有很多假说姑且不论，非常明确的是需要其"直属上级"——垂体突然大量分泌的黄体生成素的支持，这是一个精密调控的过程，有"鬼斧神工"的调控机制在里面。排卵的过程从形态上说就是卵泡越来越大，液体越来越多，卵泡内压越来越高，同时自身分泌一些因子使卵泡壁越来越薄，最后卵子就被"逼"出来了，这可谓是一个"厚积薄发"的过程。这一现象很早就有人在兔子身上观察并以视频的方式记录下来，直到 2008 年比利时的 1 名医师在腹腔镜下有幸观察到了人的排卵过程并记录了下来。与人们想象的不同，排卵并不是一瞬间的过程，它花费了大约 15 分钟。无疑，这得益于现代腹腔镜技术的进步和"幸运之神"的青睐。

排卵时人体会有什么感觉吗？

　　排卵时人体可能有以下感觉或表现：排卵期阴道分泌物变多，质地和蛋清差不多，呈透明状，可以拉丝很长。这时候做妇科检查可以看到子宫颈貌似眼睛的一个重要结构——瞳孔。个别女性在排卵期会感到小腹隐痛，其后可逐渐缓解。排卵后体温会升高，这是因为体内浓度逐渐增高的孕激素作用于体温调节中枢，使基础体温升高 0.3~0.5 ℃。这也是依靠基础体温判断是否排卵的理论基础。

排出的卵子到哪里去了？

　　要想知道排出卵子的去向，务必了解它的"专用通道"——输卵管（图 1-5-2）。输卵管负责连接子宫和卵巢，它细长而弯曲，是一个主要由平滑肌组成的通道，是供精子、卵子及受精卵通行的"专用长廊"。第一个特点是一端粗一端细，像一个弯

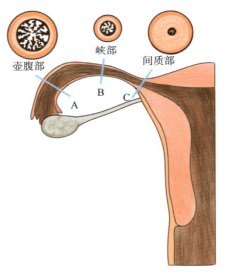

壶腹部　峡部　间质部

A　B　C

图 1-5-2　输卵管解剖示意图

曲的"唢呐"，其"喇叭口端"朝向卵巢，"哨子端"在子宫的角部，与子宫腔相通。第二个特点是"喇叭口"长有手指状绒毛，这些绒毛可以"捡拾"由卵巢排出的卵子并促使其向输卵管管腔方向移动。第三个特点是"长廊"内饰面有很多延续于指状绒毛的绒毛刷，助力精子和卵子的运动。更重要的是，输卵管还提供两者"休憩"、补充能量和"约会"的场所——壶腹部。壶腹部宽敞而舒适，在此成功"约会"的受精卵将由此处进入子宫腔。输卵管的通畅度、活动度及功能等任何方面的损伤都可以导致输卵管性不孕。常见的原因包括盆腔的炎症和盆腔相关术后粘连导致的输卵管的阻塞或梗阻、周围粘连、积水和功能受损。

卵子排出后，输卵管伞部散乱的、"毛茸茸的手指头"就可以将它"捡拾"并引导至输卵管的壶腹部。输卵管的壶腹部是最宽敞、最舒服的一个"豪华厢房"（相对于子宫腔这个"正殿大房"），在这里卵子稍作休憩，静静等候精子的到来。输卵管的"厢房"左右各一，幽静舒适，格外适合"约会"。一般一侧卵巢排出的卵子入住同侧的"厢房"。一旦排除万难险阻的精子到达，并能够"约会"成功，那将意味着受精的完成，一个新的生命即将降临。

4 月经与周期性变化的子宫之间的关系？

子宫的神奇之处

月经其实是妊娠失败的结局和表现，月经的主要成分就是脱落的内膜，这个内膜是接纳受精卵增殖后发生分泌期改变的功能层内膜。因此，这里不得不提子宫这个神奇的器官，子宫是孕育胎儿、产生月经的器官，它呈倒置的梨形，大小比本人的拳头略小，正常的子宫重量为 50~70 克。子宫是一具有潜在腔室的器官，其子宫腔呈倒置的三角形，2 个角侧向与两侧输卵管相通，倒置三角形的尖端则连接子宫颈管。子宫腔容积大约 5 毫升，不要小看这小小的子宫腔，却是每个人生命之初的"温馨寓所"——胚胎着床发育的场所。最神奇的是子宫这个器官具有很大的可塑性，足月时可以扩大到未孕时的 1000 倍，达到 5000 毫升。其目的就是容纳逐渐增长变大的胎儿和一些附属物，如胎盘和羊水。最高级的是该"寓所"温度恒定、湿度平稳、功能完备，可以满足胎儿吃喝拉撒睡和运动等一切生活所需。到了一定阶段即妊娠足月，"寓所大门"打开，欢送宝宝开启新的旅程，而自己则妥妥地"瘦身变形"，6周便可恢复昔日"身材"。更神奇的是子宫内膜，这是一个具有强大修复能力的组织，每个月月经后的子宫腔创面都能"修葺一新"，功能完好如初——这就是内膜再生。不仅如此，脱落的内膜细胞像一颗颗的种子，可以种植他处。正因为如此，一旦内膜细胞种植到了子宫腔以外的地方，将会导致子宫内膜异位症、子宫腺肌病，甚至可以移居鼻腔，发生与月经周期一致的鼻出血。

什么是月经？

育龄期女性卵巢的卵泡生长、排卵和黄体形成及伴随雌激素、孕激素分泌等具有明显的周期性特征。学术上，将由此引起子宫内膜周期性剥脱、出血的现象称为月经。以月经为特征的这种周期性变化称为月经周期，周期长度一般指2次月经第1天之间的时间。女性的第1次月经称为初潮，多出现在12~15岁，这与遗传、环境及营养等因素有关。月经一般1个月出现1次，月经周期的长度因人而异，一般为21~35天，平均28天。经期指子宫内膜开始剥脱出血到结束，正常情况下一般持续3~5天。1次月经的出血量因人而异，少至20毫升，多至100毫升，平均约50毫升。月经血色暗红，特点为非凝固血，但如果出血量过多，则月经血中可出现血凝块。月经期局部产生的前列腺素可以诱发肌层收缩，子宫收缩一方面有助于月经血从子宫腔排出，另一方面可能会导致腹部稍有不适。如果经血排出不畅，引发较明显的腹痛，即为痛经。

5 卵巢的周期性变化

女性性激素分泌的规律和作用

性激素是对生殖器官的生长和功能及对第二性征的发育产生作用的一组类固醇激素，包括雌激素、孕激素和雄激素。对于女性来说，性激素主要由卵巢分泌，少量由肾上腺皮质分泌。性激素的分泌是一个周期性变化的过程，和卵泡的"高度依赖卵泡刺激素的快速生长阶段"相互对应，共同"谱奏生命的序曲"。整体来讲，雌激素、孕激素的功能主要是促进生殖器官的发育。雌激素对女性的整个生殖系统主要具有促进作用；同时，它可以促进女性的身高快速增长，但它也有促进钙质沉积、骨骼闭合的作用，因此，导致女孩子通常比男孩子更早停止生长。孕激素则是在雌激素作用的基础上影响生殖器官的形态和功能，它的主要作用是抑制内膜增生，促进内膜向分泌期转化，从而有利于受精卵的着床、定植及分化。同时在高浓度的孕激素作用下，静息而低兴奋性的子宫将有利于胚胎后续的生长和发育。孕激素还作用于子宫颈腺体，形成黏液栓堵塞子宫颈口；作用于体温调节中枢，使基础体温升高 0.3~0.5 ℃。

雌激素的周期性变化与卵泡发育及月经周期有什么关系？

雌激素、孕激素的周期性变化与卵泡周期、月经周期是相对应的（图 1-5-3）。月经周期其实就是子宫内膜的增殖—分泌期改变—脱落—再增殖的周期性循环的过程。伴随卵巢内卵泡

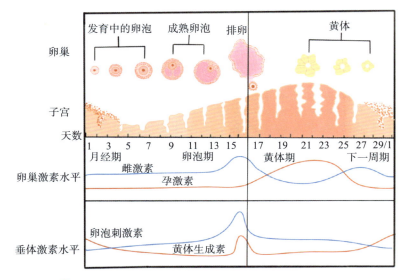

卵巢

子宫

天数

卵巢激素水平

垂体激素水平

发育中的卵泡　成熟卵泡　排卵　黄体

1　3　5　7　9　11　13　15　17　19　21　23　25　27　29/1
月经期　　　卵泡期　　　　黄体期　　　下一周期

雌激素　孕激素

卵泡刺激素　黄体生成素

图 1-5-3　卵泡发育和子宫内膜周期性变化与激素的关系

周期性增长和雌激素、孕激素的周期性变化，子宫内膜也发生了增殖、分泌、剥脱再增殖的周期性变化。

月经来潮之时，黄体已经退化，新的卵泡萌动；其后，卵泡继续发育，进入子宫内膜增殖期；等卵泡接近成熟，雌激素逐渐达到第一个高峰，内膜继续增殖；排卵及排卵后黄体形成，雌激素在一个小的谷值后与孕激素"比翼双飞"，并在排卵后大约7天达到峰值。

以28天的月经周期为例，排卵以后，也就是月经周期的第15~28天，新的黄体形成大量的雌激素及孕激素，子宫内膜在高水平的雌激素作用下，还会进一步增殖，但是在孕激素作用下，分泌功能大大增强。在第20~23天，是一个着床的窗口期，此时内膜对胚胎具有很好的接受性。在窗口期，如果受精卵成功种植，月经黄体将转变为妊娠黄体，支撑胎儿的生长内膜处于内分泌期并蜕膜化，直到大约 3 个月的时候由胎盘代替妊娠黄体的功能；如果未能妊娠，黄体退化，雌激素及孕激素水平将断崖式下降，内膜靠近腔面 2/3 的功能层将因缺乏雌激素及孕激素支持而缺血坏死，最后脱落出血，这就形成了月经。

什么是下丘脑－垂体－卵巢轴？

　　女性卵巢的周期性变化，包括卵泡的生长、成熟和排卵，雌激素及孕激素的周期性波动；子宫内膜的增殖期和分泌期变化以及脱落形成月经，这一切都是在高级中枢神经系统——下丘脑的调控下进行的，是下丘脑、垂体和卵巢三者相互作用的结果。在这条工作轴（下丘脑－垂体－卵巢轴）上，下丘脑是"最高领导"，负责顶层设计；垂体是"中层领导"，负责上传下达；卵巢是"职能部门"，负责执行上级"部门"指令，并将"工作业绩"报告给上两级"部门"，而对应的子宫及内膜形态和功能的变化是"工作业绩"的具体表现（图1-5-4）。

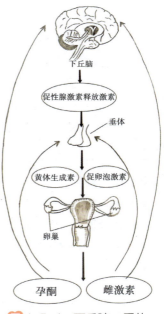

图1-5-4　下丘脑－垂体－卵巢轴调节

下丘脑－垂体－卵巢轴是怎么发挥调控作用的?

下丘脑和垂体之间同时存在相互调适的沟通机制以保障各项工作的平稳顺畅。当然这些指令可不是"口头命令",而是实实在在交到"下属手中"的各种活性分子。上述两级"部门"(下丘脑和垂体)收到反馈报告后,会对卵巢的活动在不同时间节点采取限制性或激励性的"工作指令"。性激素的"潮起潮落",卵子的"花开花谢"就这样在下丘脑和垂体的精密调控下有条不紊地进行着。青春前期,这个轴线的活动处于一个很低的水平,进入青春期以后,下丘脑控制这条轴线的神经元将发育成熟,开始进入脉冲式分泌激素和调控的过程。一开始可能不那么规律,随后逐渐会呈现出一定的规律性和节律性。如果一些原因导致下丘脑－垂体－卵巢轴被过早地激活,则会引起性早熟,即性发育的年龄提前,可表现为乳房发育、月经来潮等。下丘脑－垂体－卵巢轴中的任何一个环节发生病变都可能导致排卵障碍,从而引发不孕。如下丘脑病变可引起低促性腺激素性无排卵,垂体病变可引起高催乳素血症,卵巢病变可出现多囊卵巢综合征、卵巢功能早衰等。当然,其他的内分泌腺异常,也可以导致排卵障碍,如先天性肾上腺皮质增生症和甲状腺功能异常。

下丘脑－垂体－卵巢轴是怎样影响生命孕育的?

月经周期是下丘脑－垂体－卵巢轴调控的具体表现:在卵泡期的早期,由于前次月经周期黄体退化,雌激素、孕激素分泌减少,解除对下丘脑和垂体的抑制,它们将分泌促性腺激素释放激素和促性腺激素这些活性分子。促性腺激素中的卵泡刺激素增长最为明显（这种激素从名字上就能看出来它是刺激卵泡生长的）。在卵泡刺激素的作用下，一批卵泡会周期性地"招募"并进入快速生长期，卵泡分泌的雌激素也会相应增加，内膜会相应增殖。当雌激素增加到一定程度时，则会启动负调控的机制，从而使卵泡刺激素分泌减少，大多数卵泡得不到足够的卵泡刺激素的支持，会导致退化闭锁。因此，女性的每个月经周期一般只有 1~2 个优势卵泡得以继续发育。此时如果人为地增加卵泡刺激素的水平，就可以促使更多的卵泡得到支持从而继续生长发育，这也就是在促排卵周期内可以促进多个卵泡生长发育的基础。大家可能会有一个疑惑：促排卵周期内多个卵泡的发育，会不会透支卵巢的储备？的确，在正常生理条件下，1 个周期内一批卵泡里只有 1~2 个卵子最终成熟排卵，其余的会闭锁退化，但促排卵治疗是采用医疗干预——通过外源性药物，增加体内卵泡刺激素的水平，使本该闭锁的一部分卵泡改变命运，从而继续生长发育。因此，激素改变命运，促排卵并不透支卵巢的储备、影响卵巢的功能，更不会导致卵巢衰竭。

　　到了月经周期的中期，优势卵泡继续发育成熟，体内的雌激素逐渐回升并进一步增至一个新的高峰并持续足够的时间。这时高水平的雌激素反而对下丘脑和腺垂体有正向的促进作用，专业术语称为正反馈。最终卵泡刺激素和另一种促性腺激素即黄体生成素大幅增加并达到峰值，这个峰值出现以后的 16~24 小时卵子将成功排出。人们可以通过药物诱发或模拟这个峰值，选择恰当的时机予以取卵或人工授精等医疗处理，从而达到促进受孕的目的。

　　排卵过后，雌激素有一个一过性减少的过程，但是后续黄体生成素作用于卵巢的黄体，黄体继续发育并逐渐成熟，它分泌雌激素、孕激素持续增高并形成雌激素的第二个峰值，孕激素也达到一个高峰，这一般在排卵后的 7~8 天后出现。孕激素的出现将使子宫内膜发生分泌期的改变，分泌期改变的内膜，特别是窗口期的内膜将为胚胎的着床发育做好准备。如果卵子成功受精，受精卵顺利着床，一个新生命的旅程就此开启。如果未能成功受精形成受精卵，黄体组织得不到来自受精卵的活性分子——人绒毛膜促性腺激素的支持，它将在排卵后 9~10 天退化，雌激素、孕激素大幅减少，对子宫内膜的支持减少，内膜将脱落，引起月经来潮。因此，月经来潮意味着妊娠失败，人类的子宫内膜就是这样"不知疲倦、全力以赴"，每个月"精神抖擞"地准备接纳新生命。

（田永红　周远忠　商学军）

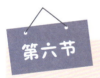

精子的发育过程你了解多少？

1 精子是如何形成的？

精子的形态与基本结构

精子的结构和形态分别见图 1-6-1、图 1-6-2。

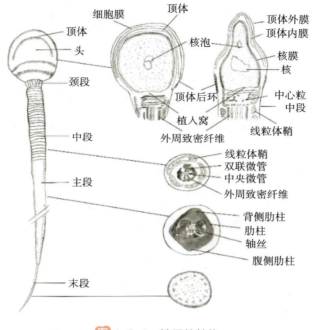

图 1-6-1 精子的结构

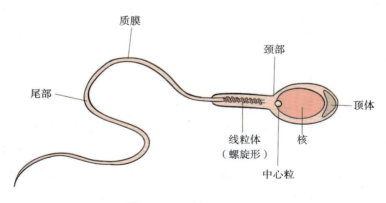

图 1-6-2 精子的形态

正常的精子是一个蝌蚪的形状，全长约 60 微米，可以分为头部和尾部 2 个部分。

精子的头部呈扁卵圆形，长 3.7~4.7 微米，宽 2.5~3.2 微米，厚 1.0 微米。正面呈卵圆形，侧面呈梨形，头部的主要结构为细胞核和核前的顶体。在顶体尾部还存在与受精密切相关的顶体后环和核后环。精子细胞核位于精子头部的中央偏后，细胞核内含有遗传物质，是遗传信息的携带者。精子是单倍体，其脱氧核糖核酸（我们常说的"DNA"）含量只有正常体细胞的一半。顶体为覆盖于精子细胞核前 2/3 的扁囊状结构，像一个"帽子"包围在精子的头部。顶体占精子头部的 40%~70%。顶体内含有多种酶，如透明质酸酶、酸性磷酸酶等，与精子的受精能力有关。

精子尾部又称鞭毛，长约 55 微米，可分为颈段、中段、主段和末段 4 个节段。精子的尾部为细长的鞭状结构，是精子的运动装置。在中段中，存在一个称为"线粒体鞘"的结构，里面有大量的线粒体，可以通过分解果糖等营养物质提供能量，相当于精子运动的"发动机"。精子的尾部可以不断地摇动，像"螺旋桨"一样推动整个精子向前游动，最终到达卵子的周围。

精子的形成过程

男性从青春期开始，睾丸迅速发育增大，精子发生过程随之启动。随着睾丸的增大，睾丸结构也发生显著改变，为精子的发生做好准备。开始时睾丸中生精小管既小又少，精原细胞尚未分化。随后精原细胞和间质细胞发生变化，精原细胞进入分裂分化过程并启动减数分裂，间质细胞成熟后增大增多，开始分泌雄激素。同时前列腺和精囊增大并开始分泌液体，精子逐渐生成。

一个精子的发育成熟，经历了复杂的历程，大约需要 3 个月的时间。主要过程是在睾丸生精小管内进行的，大致分为 3 个阶段（图 1-6-3）。

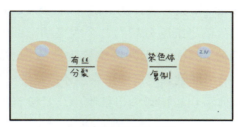

（a）精原细胞增殖分裂

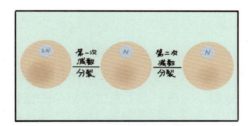

（b）精母细胞减数分裂

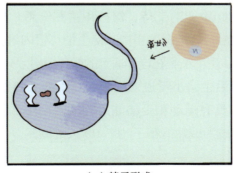

（c）精子形成

图 1-6-3 精子的形成过程

（1）精原细胞增殖分裂期：精原细胞是产生精子的干细胞，位于生精小管的生精上皮。最初，精原细胞以有丝分裂的形式增殖，由1个分裂为2个，2个变成4个。经过6次分裂后，1个精原细胞增殖为64个，此时称为初级精母细胞。

（2）精母细胞减数分裂：初级精母细胞继续进行减数分裂，也就是1个初级精母细胞分裂为2个次级精母细胞，但是与精原细胞的增殖分裂不同，因为细胞核内遗传物质未发生复制，所以每个次级精母细胞只携带原来染色体数目的一半，即23条染色体，细胞体积也较初级精母细胞小。紧接着次级精母细胞又进行1次减数分裂，形成2个精细胞。结果，1个初级精母细胞分裂为4个精细胞，每个精细胞携带单倍数目的染色体。此时，1个精原细胞就变成了256个精细胞。

（3）精子形成阶段：在上述细胞分裂的同时，精子细胞已逐渐移动并接近生精小管管腔。这时精子细胞仍在继续发育，只是不再进行分裂，但在形态上发生了复杂的变化，成为有头、有尾的精子，进入管腔内。这时精子在睾丸内的发育过程就完成了，大约历时64天。在精子的形成过程中，位于生精小管上皮的支持细胞起重要的支持、保护和营养作用。支持细胞还分泌一种与雄激素特异结合的蛋白，使生精小管内雄激素浓度大大高于血中浓度，生精细胞在这种适宜的微环境中才分化为精子。

精子随后沿生精小管进入附睾，在附睾头停留2~3周，才能最终发育为具有运动和受精能力的成熟精子。因此，从一个精原细胞发育成为成熟的精子约需90天的时间。

精子在体内是如何运动与运输的？

精子的运动依靠精子的正常结构，精子的尾部是精子的运动装置，决定精子的运动功能。正常的精子尾部可分为 4 个部分，即颈段、中段、主段和末段。前文讲过，在中段存在一个称为"线粒体鞘"的结构，负责为精子的运动提供能量，是精子运动的"发动机"。而精子在男性和女性体内分别是如何运动的呢？

（1）精子在男性生殖道内的运动：在从睾丸中产生到附睾储存的过程中，精子的运动全靠周围管壁的收缩和管腔内液体的作用，精子自身没有运动能力。精子在附睾中停留时间较长，并在此处逐渐成熟，成熟后的精子才具备运动能力（图 1-6-4a）。暴露在体外的精子在较短时间内其运动基本丧失。射精时，肌肉挛缩，精液中的精子进入尿道，然后，输精管和尿道的肌肉发生波式收缩，膀胱颈部括约肌关闭，产生压力，排出精液，射入女性阴道。精子在这一段路程中主要依靠各部分肌肉的有序收缩，被动排出体外，进入女性阴道。

（2）精子在女性生殖道内的运动：性交射出的精液进入女性阴道后，由凝固状态转为液化状态，精子可以离开精浆做前向运动。由于阴道是一个微酸环境，不利于精子久留，一般精子只能在阴道内停留几小时。精子离开阴道向输卵管方向运行须首先通过子宫颈，然而宫颈黏液可能成为精子向子宫方向运行的屏障，只有活动力强的精子才能穿透子宫颈黏液进入子宫。精子进入子宫腔后继续向输卵管方向运行，直至与卵子结合（图 1-6-4b）。

精子从阴道运行至输卵管除依靠自身运动外，还有外力的作用。首先，子宫和输卵管平滑肌的收缩与舒张造成腔内负压，将精子吸入子宫腔内；其次，子宫和输卵管内液体的流动也可以帮助精子向输卵管运动。

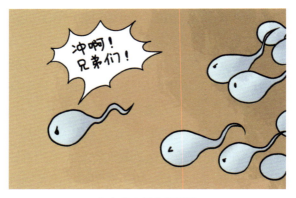

（a）前向运动的精子

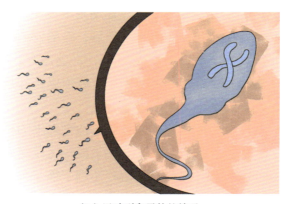

（b）运动到卵子外的精子

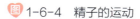 1-6-4　精子的运动

你了解精子的寿命吗？

　　精子并不擅长在这个世界存活，它的寿命会因为各种因素而缩短。一般正常性成熟的男子1次射精会排出数千万个甚至约2亿个精子，但是这些精子大部分在女性生殖道的酸性环境中失去活力而死亡（图1-6-5）。

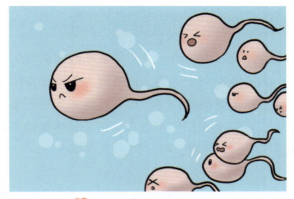

图 1-6-5　精子的生命状态

　　精子在男性自身的睾丸中能够存活74天左右，长期储存在附睾和输精管部位的精子，其畸形率会增高，易衰老，受精和运动能力都会变差。除男性睾丸外，最适合精子生存的场所就是女性的体内。在女性的子宫中，精子平均可以存活2天；在女性排卵期，女性的阴道潮湿且温暖，精子存活时间相对延长；如果精子可以进入输卵管，它们最长可以存活7天左右；精液在靠近阴道的皮肤也能够存活20分钟，因为这里的环境同样是温暖且湿润的，这也就是为什么通过体外射精避孕的成功率只有80%。女性体内的精子并不是活得越久受精能力越强，存活时间过长的精子虽然仍有活力，但其受精能力已经基本丧失。

　　精子在体外一般只能存活几分钟，但并非所有体外的场所都不适合精子生存，其存活时长会因精子所处环境的不同而产生显著的变化。在温度较低的情况下，精子存活时间可达几周；如果用液态氮冷冻，则可以极大延长精子的存活时间，这个方法一般用于精子的长期保存。

精子和卵子结合前需要做哪些准备？

研究发现，刚射出的精子，如果不在雌性动物生殖道停留一段时间，均不能使卵子受精，只有进入雌性动物生殖道一段时间后，才能获得受精能力，科学家将这一生理现象称为获能（图1-6-6）。此后大量研究也证实，精子获能是精子和卵子结合前必须经历的一个生理过程。

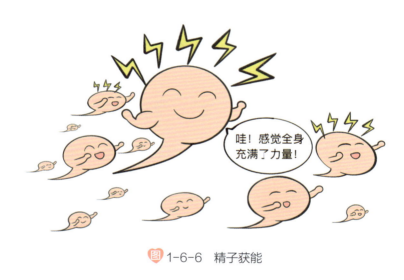

哇！感觉全身充满了力量！

图 1-6-6　精子获能

精子在附睾运行和储存过程中，已获得了受精的潜能，但是附睾和精囊会分泌一种物质，暂时抑制精子的受精能力，这种物质称为去能因子在射精过程中会附于精子表面，直至精子进入女性生殖道才会被清除。同时，精子在射出后，其所处的环境发生了很大变化，无论是在精液环境中还是在女性生殖道环境中，都含有促进获能的物质，加上环境酸碱度的变化，都可以促进精子的获能，最终使精子获得受精能力。

　　精子获能开始于子宫颈，主要在子宫腔和输卵管中进行。精子在女性生殖道中获能并不是同时发生的，而是有先有后的，这就使在不同的时间总有获能的精子可以与卵子结合，大大增加了受精的机会。同时获能是一个可逆过程，已获能的精子一旦与精囊液中的去能因子再次接触，精子就又回到了非获能状态，这对体外受精和不孕不育的治疗具有重要意义。

哪些因素可以影响精子的发育？

　　精子的发育受多种因素的影响。温度、电磁辐射、大气污染物等物理因素，药物使用等化学因素，基因、激素等生物因素，吸烟、饮酒、饮食等生活习惯，都对精子的发育有一定的影响（图1-6-7）。在接下来的内容中，我们将简要介绍这些因素对精子发育的影响及相关的生物学机制。

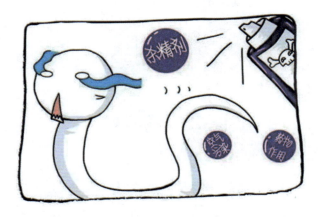

图 1-6-7　精子发育的影响因素

基因是如何调控精子发育过程的？

基因表达在精子形成中发挥重要作用（图1-6-8）。基因表达就是指细胞根据基因上的信息合成蛋白质。基因通过在不同时间表达，影响生殖细胞的功能，进而调控精子的发育。首先，基因可指导细胞合成多种激素受体，影响细胞对激素的敏感性；其次，在精子生成的过程中需要多种基因按预先设定的程序先后表达，以确保减数分裂正常进行，精子正常产生，例如，减数分裂的开始需要 cyclin A 基因大量表达，而精子变形需要 cyclin D 基因大量表达。

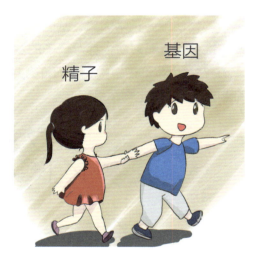

图 1-6-8　基因和精子的关系

基因按预定程序在特定时间进行表达依赖核糖核酸（RNA）结合蛋白和表观遗传2种基因表达调控方式的正常运转，下文将简述这2种调控方式的机制及其在精子生成过程中发挥的作用。

核糖核酸结合蛋白可通过影响信使核糖核酸（信使RNA，英文缩写为mRNA），调控基因的表达，进而影响精子的生成。基因并不直接指导细胞合成蛋白质，而是先将基因上的信息翻译为信使RNA，信使RNA与蛋白质结合，然后细胞根据信使RNA上的信息合成蛋白质。不同的核糖核酸结合蛋白对信使RNA有不同的影响，有些会立即根据信使RNA上的信息合成蛋白质，有些则会暂时储存信使RNA，待合适的时候再合成蛋白质，进而实现不同基因在不同时间的表达。

而表观遗传是指基因序列未改变时，基因出现的可遗传的变化。表观遗传一般通过沉默特定基因片段调控精子的形成，例如，在生殖母细胞转化为精原细胞的过程中，表观遗传可沉默特定的基因片段，减少细胞分裂过程中出现错误的风险；在减数分裂后期，圆形精子细胞转化为成熟精子的过程中，表观遗传可以沉默基因，促进染色质重塑。

激素是如何调控精子的发育过程的？

睾丸精子的产生主要受生殖内分泌激素的调控，在生理情况下，下丘脑、垂体及睾丸的内分泌激素形成完整的反馈调控系统，即下丘脑－垂体－睾丸轴，促进和调控精子的发生、成熟（图1-6-9）。该系统的任何环节发生异常，都将影响精子的产生。

下丘脑－垂体－睾丸轴发挥功能首先由下丘脑分泌促性腺激素释放激素，刺激垂体分泌促性腺激素，在促性腺激素的作用下，睾丸分泌雄性激素睾酮和产生精子，睾酮作用于靶细胞而发生生物效应，在适当的时候促进青春期发育，并维持正常

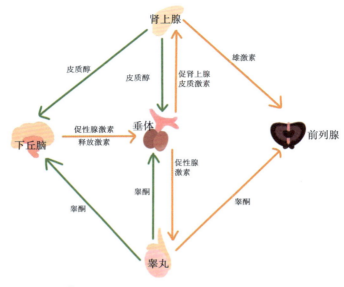

图 1-6-9　下丘脑 - 垂体 - 睾丸轴示意图

男性的特征。而睾酮分泌过多时，又可以反过来抑制下丘脑和垂体分泌相应的激素，即这个系统具有的负反馈调节机制。通过这种负反馈调节机制，下丘脑、垂体和睾丸激素之间相互联系、相互制约，共同促进精子的分泌。

2 精子有哪些异常情况？

无精子症

　　无精子症是指射出的精液经离心沉淀后显微镜检查，连续3 次均未发现精子。该病是目前男性不育的最大难题。无精子症的病因有很多，总体可分为 2 类：一是睾丸本身功能障碍，不能生成精子，称为原发性无精子症或非梗阻性无精子症；二是睾丸生精功能正常，但因输精管道阻塞或先天性输精管缺如导致的精子无法排出体外，称为梗阻性无精子症（图 1-6-10）。

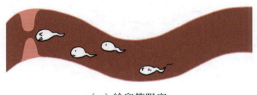

（a）输卵管阻塞

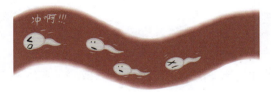

（b）先天性输卵管缺如

图 1-6-10　无精子症的可能原因

少精子症

　　少精子症是指射出体外的精液中精子的数量低于正常生育男性参考值下限的一种病症，少精子症可以导致男性不育（图 1-6-11）。世界卫生组织最新标准的精液参考值显示，精子浓度 $\geqslant 15 \times 10^6$/ 毫升为正常，精子浓度 $< 15 \times 10^6$/ 毫升可视为少精子症。由于近 50 多年来人类生殖健康不断受环境、雌激素类物质和其他因素的影响，精液的质量呈下降趋势，精子浓度从 20 世纪 80 年代至今也呈下降趋势。临床上少精子症常与精子存活率低下、前向运动能力差及精子畸形率高同时存在。

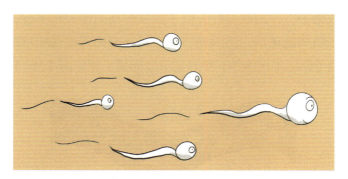

图 1-6-11 精子数量过少

多精子症

　　多精子症是指每次射精的精子总数或精子浓度明显高于正常（国外通常以精液量＞1.5毫升，且精子浓度＞$250×10^6$/毫升为标准），临床较为罕见，占男性不育的0.2%~4.2%（图1-6-12）。多精子症发生率低，临床上并不常见，因此针对多精子症的研

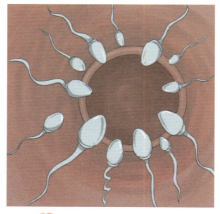

图 1-6-12 精子数量过多

究资料较分散。根据目前资料显示，遗传、营养、物理因素与多精子症的发生关系不明显。从理论上推测，多精子症可能是由精子在附睾中成熟天数不够生理所需天数导致的。

弱精子症

　　弱精子症，又称精子活动力异常症、精子活力低下，是指射出精液中前向运动精子的百分率＜32％。正常的精子会活泼地做前向运动，活动异常的精子则表现为无活动力、活动力差或只能原位挪动或旋转（图1-6-13）。精子的运动功能或运动能力的强弱与能否正常受精直接相关，只有正常做前向运动的精子才能抵达输卵管壶腹部与卵子结合形成受精卵。因某些因素如精液液化异常或精子在阴道内停留时间过长，都将影响精子的运动功能，特别是影响精子的前向运动，将使精子无法在最佳时间内移动到卵子所在位置，受精亦不可能发生。据研究，由精子活力低下导致的男性不育约占全部男性不育的30％。

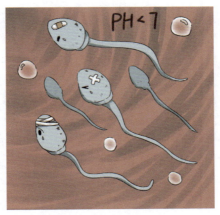

图 1-6-13　精子活力低下

畸形精子症

根据世界卫生组织最新定义，正常精子形态率低于 4% 可诊断为畸形精子症。畸形精子包括头、体、尾的形状异常，或头体混合畸形等（图 1-6-14）。精子的正常形态是精子运动能

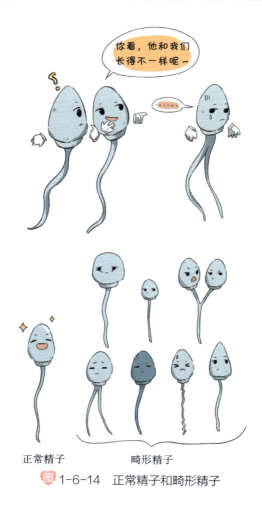

正常精子　　　　畸形精子

图 1-6-14　正常精子和畸形精子

力和精子受精能力的前提。正常形态的精子越多，受精率越高，反之越低。畸形精子症是男性不育的常见原因之一，常与少精子症和弱精子症同时存在，三者并存时称为少弱畸形精子症。

死精子症

死精子症，又称死精子过多症，是指精液检查中发现死精子超过 40%（图 1-6-15）。值得注意的是，死精子症的诊断需要与弱精子症鉴别，常规的精液检查，并不能将失去运动能力的活精子与死精子鉴别。通俗地讲，死精子一定不动，而不动的不一定是死精子。因检查办法不当或未按正常办法收集精液，人为造成的死精子增多，称为假死精子症，也需要予以鉴别。

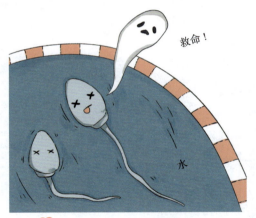

救命！

水

图 1-6-15 精液中部分精子死亡

血精症

精液由精子和精浆两部分组成，如果精液中出现血液则称为血精症（图 1-6-16）。肉眼观察精液呈鲜红色或暗红色，有

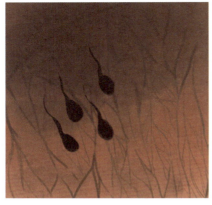
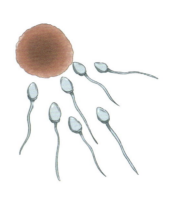

图 1-6-16　精液中出现血液

时甚至有血块。大多数血精症是由良性病变引起的，最常见于精囊炎患者。血精症发病年龄不限，青少年及中老年均可发病，但多发于性生活旺盛的中青年。

精液液化异常

正常情况下，精液排出体外很快凝固，一般在 15~30 分钟开始液化，如果射精后 60 分钟内未能完全液化或超过 1 小时才开始液化称为精液液化异常或精液液化迟缓。精液液化异常是男性不育的常见病因。人类精液具有凝固并在短时间内液化的特点。精液在射精时或在精液射出尿道之前的很短时间内就会发生凝固，液化则可能开始于前列腺的分泌液与精囊液接触时。精液凝固及液化是由凝固因子和液化因子共同调控的结果。凝固因子主要由精囊分泌，可使精液凝固呈黏稠胶冻状，使精液射入阴道后不至于立即流失。液化因子主要由前列腺分泌，能使精液由胶冻状迅速演变为半胶冻状，最后呈液化状态。正常情况下，2 种因子协调作用，使精液先后发生凝固与液化 2 个变化过程。液化异常使精液黏度增高，导致精子活动力降低，还影响精子的运动能力，从而影响男性的生育能力。

畸形精子是怎么产生的？

正常形态的精子呈现一个蝌蚪的形状，全长约 60 微米，可以分为头部和尾部 2 个部分。尾部又可分为颈段、中段、主段和末段 4 个节段，其中颈段和中段通常被称为体部。精子的畸形有很多种表现形式，如果精子的头部出现畸形，可表现为巨大头、双头、小头等；精子中间的体部异常可表现为体部粗大、折裂、不完整等；如果是精子的末段出现畸形，则可有卷尾、双尾、断尾等。值得注意的是，精子头部畸形常伴随顶体的缺陷，会导致精子无法进行顶体反应，从而无法与卵子结合；而精子尾部畸形会导致精子的运动能力受到限制，精子无法运动到卵子附近，从而无法受精（图 1-6-17）。

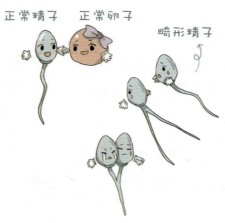

正常精子　正常卵子　畸形精子

图 1-6-17　畸形精子无法与卵子结合

产生畸形精子的原因有很多，常见的原因包括生殖系统和附属生殖腺感染、精索静脉曲张、内分泌功能异常、营养缺乏、不良生活习惯和不适宜的生活环境等。其中生殖系统感染是导致精子畸形的常见原因，如感染会导致精液酸碱度改变，使精子畸形。精索静脉曲张会导致睾丸和附睾的温度升高，影响精子的发育，从而导致畸形精子的产生。微量元素如锌、硒等对精子的产生有非常重要的作用，如果缺乏，会影响内分泌系统的功能，导致与精子产生有关的激素分泌失调，也会使精子的畸形率升高。不良生活习惯，如吸烟、酗酒、不规律的作息等，也会造成精子畸形率升高，酒精和烟草中的尼古丁也会损伤精子。不良的生活环境，如高温、射线及化学制剂都可损伤精子。值得注意的是，精子对温度十分敏感，长期久坐的职业中，如司机、办公室工作人员，也会发现其精子的畸形率升高。

3 哪些环境因素会影响精子的发育？

吸烟对精子的影响

吸烟可减少精子数量和降低精子活力，升高畸形精子出现的概率，严重时可导致男性不育（图1-6-18）。吸烟主要通过

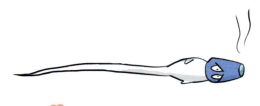

图1-6-18 吸烟影响精子的发育

2 种方式影响精子，一是香烟燃烧时产生的烟雾可直接作用于精子，二是香烟烟雾可通过干扰人体激素平衡间接影响精子生成。

香烟燃烧时可生成成分复杂的烟雾，从中可分离出 3000 多种有毒有害物质，主要有尼古丁（烟碱）、烟焦油、一氧化碳、氢氰酸、氨及芳香化合物等，对人体健康有巨大危害。香烟烟雾中 92% 的成分为气态，主要包括一氧化碳、二氧化碳、氮氧化物、挥发性低分子烷烃和烯烃等，其余 8% 为固态，主要为尼古丁和烟焦油。

香烟烟雾对精子有巨大影响，可升高畸形精子出现的概率，降低精子运动能力，减少精子数量。首先，香烟烟雾中含有大量的氧化剂和诱变剂，可引起精子脱氧核糖核酸（DNA）断裂，导致精子染色体突变和畸形精子增多；其次，香烟烟雾中的化学物质可抑制精子内部胆碱乙酰化酶的活性，干扰精子的能量代谢，减弱精子的运动能力，降低精子活性；最后，香烟烟雾中还含有大量的金属镉，镉进入人体后可直接损害睾丸的生理结构，破坏正常的精子生成环境，阻碍精子的生成。

除香烟烟雾对精子的直接影响外，香烟烟雾中的尼古丁还可以破坏睾丸正常结构，影响睾丸的睾酮分泌能力，降低人体睾酮水平，通过影响人体激素含量间接影响精子生成与精子活性。

饮酒对精子的影响

虽然饮酒可在短时间内增加性兴奋，促进性生活，但是长期饮酒会通过影响人体激素分泌、损害生精上皮、破坏精子结构、导致生精上皮发育不良等途径影响精子生成，使精子数量减少，畸形精子出现的概率增高，对生殖产生不良影响（图 1-6-19）。

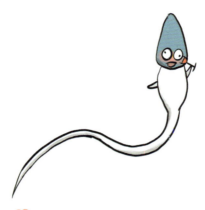

图 1-6-19　饮酒影响精子的发育

饮酒对精子的不良影响主要是由酒中含有的酒精导致的。首先，摄入酒精会降低人体雄激素合成相关酶系的活性，减弱睾丸间质细胞合成雄激素的能力，并提高人体内雄激素向雌激素转换的速度，最终导致人体睾酮水平下降和高雌激素血症，影响精子正常生成所需要的激素，通过干扰激素调节阻碍精子生成；其次，酒精可以直接作用于生精小管和精子，破坏生精小管的正常结构，减少精子的数量和降低精子的活性，破坏精子的正常结构，提高畸形精子出现的概率，损害精子与卵子结合的能力；最后，长期摄入酒精可能会导致慢性酒精中毒，干扰人体维生素 A 和锌元素代谢，减少人体维生素 A 和锌元素含量，进而导致生精上皮发育不良，无法正常生成精子，使精子数量减少。

值得注意的是，酒精对精子的影响是快速而持续的，摄入中等量的酒精（30~90 毫升）2 小时后即可在睾丸中发现酒精，并且饮酒量越多、开始饮酒时间越早、持续饮酒时间越长，酒精对精子的影响越强。因此，青少年应尽量避免饮酒，有生育意愿的男性应控制饮酒量，以避免酒精对精子的损害。

饮食对精子的影响

饮食对精子的影响主要是由摄入的营养物质引起的。摄入全面而充足的营养物质可促进精子生成，增加精子数量，但是摄入营养物质不足或过量时，会阻碍精子的生成，减少精子数量（图1-6-20）。

通过饮食摄入全面而充足的营养物质，保证身体的健康，对

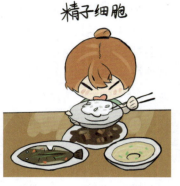

图1-6-20　全面、充足的营养可促进精子的生成

精子的生成有一定的促进作用。而在通过饮食摄入的各种营养物质中，对精子影响较大的主要有微量元素、叶酸等。微量元素指人体内含量为体重0.005%~0.010%的元素，其中铁、铜、锌、钴、铬、锰、硒等部分元素是人体正常运转不可缺少的，又称必需微量元素。微量元素无法在人体合成，必须通过食物从外界摄取。微量元素可调控精子生成过程涉及的酶的活性，摄入不足时会导致酶的活性不足，阻碍精子的生成，而摄入过量时，微量元素可能会对精子产生毒性，直接杀死精子，减少精子数量。叶酸在精母细胞的生长与分裂过程中发挥重要作用，缺乏叶酸会影响精母细胞功能，减少精子数量。

很多男性可能会关注植物雌激素对男性生殖的影响，但是目前来说，并没有证据可以证明植物雌激素对男性生殖有不良影响。植物雌激素是指某些植物中含有的具有类似哺乳动物雌激素的生物活性的化学物质，如大豆中的大豆异黄酮，葛根中的葛根黄酮等。某些男性可能对植物雌激素"谈虎色变"，担心

摄入植物雌激素会影响自己的外观体征，使男人雄风不振，变得女性化。其实大可不必如此担心。首先，食物中的植物雌激素含量较低，正常摄入对人体影响较小。其次，人体内的雌激素受体是有限的，受体数量限制了人体产生的雌激素和植物雌激素的作用。一般来说，植物雌激素在人体中发挥的是双向调节的作用，当人体内雌激素含量不足时，植物雌激素可以代替雌激素，发挥一定的雌激素的作用；当人体内雌激素含量过量时，植物雌激素会与雌激素竞争，抢夺雌激素受体，在一定程度上限制雌激素的作用，并不会对男性生殖系统产生不良影响。而且，有些动物实验发现，适量补充植物雌激素可以调节机体激素平衡，促进精子的生成。

为了避免因营养物质摄入不足对精子生成的不良影响，应该调整饮食习惯，摄入全面而充足的营养物质，必要时可根据专业人士的意见服用营养补充剂。

药物使用对精子的影响

有些药物可以减少精子数量，降低精子活性（图 1-6-21）。常见的影响精子的药物包括激素类药物、植物中提取的抗生殖物质。不同种类的药物对精子有不同的影响。激素类药物会影响激素对精子生成的调控，进而阻碍精子的生成，减少精子数量。自然界的某些植物中含有具有抗生殖活性的化学物质，如雷公藤中的雷公藤多苷、楝树种子中的印楝油等，这些物质

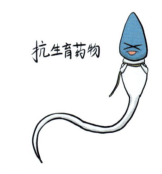

抗生育药物

图 1-6-21 抗生育药物会影响精子的生长

已经成为常用的抗生育药物，可减少精子数量，降低精子活性，部分药物可直接杀死精子。

类固醇类、促性腺激素释放激素类和抑制素等激素药物可通过不同方式阻碍精子生成。类固醇类激素药物包括雄激素、雌激素和孕激素，这些激素通过改变人体激素含量，扰乱人体激素平衡，从而阻碍精子生成。促性腺激素释放激素类药物可分为激动剂和拮抗剂两种：激动剂使用初期会促进性腺激素释放，在短时间内促进精子生成，但长期使用激动剂会消耗细胞表面的激素受体，降低人体对激素的敏感性，阻碍精子生成；而使用拮抗剂始终抑制精子的生成。抑制素是性腺分泌的调节因子，可作用于精原细胞，抑制其增殖，进而阻碍精子生成。

雷公藤多苷、印楝油是从植物中提取的常用的抗生育药物，它们对精子的影响方式不同。雷公藤多苷一方面可破坏精子结构，导致畸形精子的产生，阻碍精子与卵子结合；另一方面可影响人体激素分泌，减少精子数量。印楝油可直接杀死精子。

此外，抗菌药物大多具有高度特异性，不会对精子产生影响，仅有少部分抗菌药物，如硝基呋喃类抗菌药物、柳氮磺吡啶等，会干扰人体激素分泌，影响精子功能，导致不育。

温度对精子的影响

适宜的温度是精子正常产生的前提之一。在日常生活中，温度降低对精子的影响较小，而温度升高对精子的影响很大（图 1-6-22）。

由于男性生殖系统的生理结构特点，在外界温度降低时，睾丸可通过阴囊的收缩向温暖的腹腔靠拢来保持睾丸周围温度

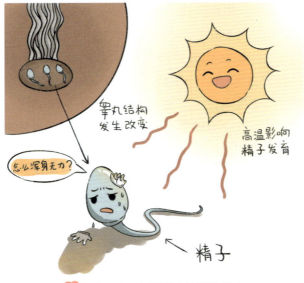

睾丸结构发生改变

高温影响精子发育

怎么浑身无力？

精子

图 1-6-22　高温影响精子的发育

稳定，以减轻温度降低对精子生成的影响；而在外界环境温度升高时，睾丸可通过阴囊的舒张远离温暖的腹腔来降低睾丸周围的温度，但是通过这种方式降低睾丸温度的能力是有限的，即使远离了腹腔，环境高温仍在加热睾丸，并且长期保持坐姿、穿过于紧身的内裤会阻碍阴囊的舒张，进一步增强环境高温对精子的健康影响。温度升高可改变精子形态、破坏睾丸生理结构、影响生精小管的通透性，进而减少精子的数量，降低精子活性。首先，生成和成熟过程中的精子对温度非常敏感，温度升高会导致精子染色质溶解、外层细胞膜中断、顶体功能异常，降低精子活性；其次，温度升高可以通过影响能量产生和酶的活性等方式影响细胞的活性，破坏睾丸的生理结构，损害精子正常生成的环境，导致精子数量减少；最后，温度升高还会影响生精小管的选择性和通透性，使细胞内外正常的物质交换和离子交换紊乱，导致生精小管内的生精上皮无法获得充足营养而死亡，阻碍精子生成。

仅在人工授精的过程中，为保存体外精子活性，工作人员会对精子进行超低温（约 −200 ℃）冷藏，此时可以观察到超低温对精子的影响，超低温冷藏后复温会改变精子内部的微小结构，降低其活力，影响其与卵子结合的能力。

电磁辐射对精子的影响

电磁辐射可导致精子数量减少与精子成熟减缓，可能会引起暂时性不育，在远离电磁辐射一段时间后即可恢复（图 1-6-23）。

电磁辐射在自然界广泛存在，根据其来源可分为天然电磁辐射和人工电磁辐射，前者的来源主要包括地球热辐射、太阳

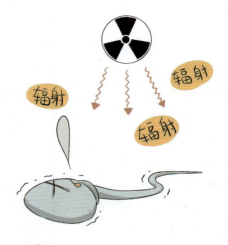

图 1-6-23 电磁辐射影响精子的发育

热辐射与各种宇宙射线等，后者的来源主要有手机，无线路由器等无线发射设备，电脑、冰箱等家庭电器，医疗设备，输电系统等，而在日常生活中接触的电磁辐射以人工电磁辐射为主。值得注意的是，虽然电磁辐射来源广泛，但是在日常生活中接触的总辐射强度不高，正常的接触不会对人体健康产生巨大影响，无须过度担心。

精子的生成需要 3 个月左右的时间，在这一缓慢的生成过程中，精子容易受到电磁辐射的影响。电磁辐射主要通过提高睾丸温度、影响精子成熟环境、影响人体内分泌功能 3 种方式影响精子的生成。首先，精子的正常产生过程对温度较为敏感，在高温情况下，这一过程会减缓，而接触电磁辐射会提高睾丸温度，减缓精子的产生；其次，精子需要在特殊的环境中才可以正常成熟，这一环境的特点是激素含量远高于血清，而接触电磁辐射会降低精子周围环境中的激素含量，使其不利于精子的成熟；最后，精子的正常生成过程受到多种激素的调节，而电磁辐射可以影响人体内分泌功能，改变这些激素的含量，干扰精子生成的激素调节，阻碍精子的生成过程。

一般而言，电磁辐射对精子生成的影响是暂时的，过一段时间后精子的生成就会恢复正常水平，只有极高强度的电磁辐射才会对睾丸结构产生永久性的损害，进而对精子的生成产生永久性的影响。

大气污染物对精子的影响

大气污染物对精子有多方面的影响（图 1-6-24）。首先，大气污染物可以直接破坏精子的生成环境，减少精子的数量与降低精子的活力，干扰精母细胞的正常分裂，提高畸形精子出

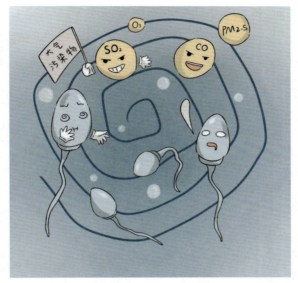

图 1-6-24　大气污染物影响精子的发育

现的概率，直接影响精子的生成；其次，大气污染物可以通过影响人体内分泌腺和激素的活性，干扰精子生成的激素调节，间接地影响精子。

第一，大气中的铅、汞、镉、锰等重金属元素和甲醛、苯、四氟乙烯等有机物，通过呼吸道、消化道和皮肤等途径进入人体后，可进入血液，随着血液循环直接进入睾丸，破坏睾丸正常的生理结构，使精子失去适宜的环境，阻碍精子的生成过程，导致精子的数量减少与活性降低。

第二，大气中的重金属因素对精子有直接的影响，可以抑制精子线粒体的功能，使精子无法获取足够的能量，直接杀死精子。此外，重金属元素还可作用于人体内分泌腺，抑制性激素的生成与释放，并降低其活性，干扰精子生成过程的激素调

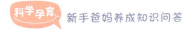

节，间接地影响精子生成。

第三，大气中的有机物可以干扰各级精母细胞的分裂，升高其分裂过程中发生错误的概率，减少精子的数量，升高畸形精子出现的概率。

大气污染物对精子有巨大的影响，在日常生活中应注意个人防护，如出现高污染天气，出门时应佩戴口罩，居家时应使用空气净化器等。

（邓芙蓉　朱凤瑞　陈迈克　商学军）

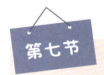

第七节

妊娠是怎么发生的？

1 精子的成熟、排出受哪些因素影响？

一个精子的发育成熟，经历了复杂的历程，大约需要 3 个月，在这段时间里，医师通常建议未来的准爸爸不吸烟、不饮酒、健康饮食、作息规律、适当运动，且性生活规律，但应注意避孕，最好不要选择药物避孕，这些注意事项通常被称为"封山育林"。因为这第一批感受到"封山育林"待遇的精原细胞从开始分裂到发育为成熟的精子，会经历 3 个月左右的时间。因此，要想受孕时得到优秀的精子，最好在夫妻中的男性"封山育林"3个月之后进行同房并受精，有时候医师甚至建议持续3~6个月更为稳妥。

影响精子产生的因素大致分为睾丸前因素、睾丸因素、睾丸后因素及特发性因素。睾丸前因素主要是睾丸生长发育过程中激素分泌不足，例如，垂体病变、下丘脑病变，都会导致促进精子发育的激素分泌不足，从而引起生精功能发生障碍。睾丸因素主要是一些疾病引起的睾丸生精功能障碍，例如，染色体异常（47，XXY）或Y染色体微缺失、隐睾、睾丸炎、睾丸外伤、放疗、化疗、精索静脉曲张等疾病，都可以引起睾丸生成精子的能力下降，甚至产生不了正常的精子。睾丸后因素，主要是后天输精管梗阻引起的精子输送管道不通畅，或者性功能异常等引起的有精子但不能有效输送到女方体内的情况，例如，输精管管道梗阻（附睾、输精管和射精管都可以发生梗阻）、不射精、逆行射精、勃起功能障碍等，都可以导致精子生成后不能有效排出体外。特发性因素，主要是指环境或者遗传基因发生的改变，导致精子不能生成或者不能有效排出体外，甚至不能像正常精子一样具有各种受精的功能。睾丸前因素和睾丸因素主要是对精子成熟有重要影响，睾丸后因素主要是对精子排出有重要影响，特发性因素主要是对精子功能有重要影响。

《世界卫生组织人类精液实验室检验手册》（第5版）显示，正常成年男性一次射出的精液量为1.5毫升以上，每毫升精液中的精子数应在1500万个以上，有活动能力的精子达32%以上，正常形态精子在4%以上。如精子达不到上述标准，就不能使女方轻易受孕。

2 卵子的成熟、排出受哪些因素影响?

　　青春期之后，卵泡从进入生长周期到发育为成熟卵子排出的时间大约需要 85 天，与精子的生成周期接近，因此"封山育林" 3~6 个月的忠告同样适用于备孕期的准妈妈们。

　　卵子发育主要受卵巢功能的调节，依赖下丘脑－垂体－卵巢轴对雌激素、孕激素等的调控，还受卵巢自身分泌或向附近细胞或组织分泌细胞因子等的调控。卵泡的发育从原始卵泡启动生长依次经历了初级卵泡、次级卵泡、三级卵泡和成熟卵泡 4 个过程，随后就到了排卵阶段，每个阶段受到不同激素或细胞因子等的影响而调节发育。每到生殖周期，原始卵泡就开始被召集，进入初始卵泡的发育程序，经万次级卵泡、三级卵泡直至排卵。整个过程极其复杂，非常严密，具有高度的协调性，某一个环节出现问题，可能就会导致这批卵子发育障碍或排卵障碍。随着年龄、环境、情绪、激素水平的变化，疾病的发生、基因的变异等因素的改变，可能会影响上述各个环节，最终导致卵子发育和成熟等的失败，后续无法受精，从而无法受孕。

3 精卵结合的时机和位置是怎样的?

　　一次性交会有 3 亿个精子进入阴道，进入女性的阴道后，很大一部分精子可能随着精液流出体外，少部分精子立即开始长时间的"游泳"，精子尾部一直呈螺旋式摆动，带动身体向前

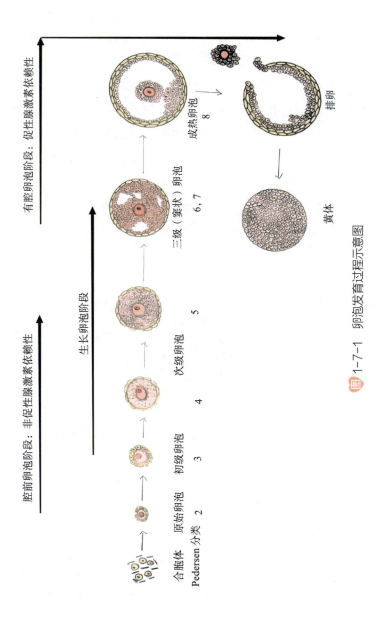

图 1-7-1　卵泡发育过程示意图

腔前卵泡阶段：非促性腺激素依赖性

有腔卵泡阶段：促性腺激素依赖性

生长卵泡阶段

| 合胞体 | 原始卵泡 | 初级卵泡 | 次级卵泡 | 三级（窦状）卵泡 | 成熟卵泡 |
| Pedersen 分类 | 2 | 3 | 4 | 5 | 6, 7 | 8 |

排卵

黄体

游动，它们穿过阴道游到子宫的入口。顺利通过子宫口的精子大约是射精时的千分之一。之后，它们以每分钟2~3毫米的速度向前游动，此时有些能量不足、体力不济的精子中途"泄气"了或早就放弃了；还有些在原地打转，踟躇不前；有的则走错了方向甚至背道而驰。坚持到最后、一直游到输卵管壶腹部的精子，数量只有几百个到几千个。如果精子质量不好，如数量很少、速度很慢、功能不好等，都会导致最终到达"终点站"的精子数量不够或质量不佳，均不能完成后续的受精。精子从阴道到达输卵管最快时间仅需数分钟，最迟4~6小时，一般为1.0~1.5小时（图1-7-2）。

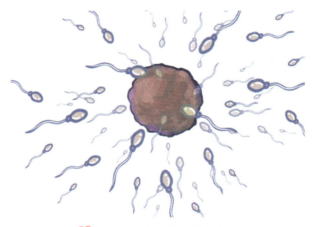

图 1-7-2　大量精子游向卵子

此时，如果输卵管里面没有卵子，或者卵子没能准时到达受精"地点"，如时机不对——延迟1天或提前3~4天到达，都不能完成受精；还有压根就不会有卵子到达的情况，如输卵管堵住了、卵子未发育成熟排不出来等，精子都会白跑一趟，等不到和卵子的相遇，死在输卵管或子宫腔内，最后被身体清除或吸收。若子宫腔或输卵管内炎症严重，大量细菌或其他微生物感染导致菌群失调，或者导致免疫细胞功能紊乱，大量的微生物可能会阻挡精子前进，影响精子的功能，免疫细胞还会吞噬精子或阻挡精子继续前进，最终导致精子不能到达"终点站"。精子和卵子各自存在一些不能到达精卵结合"终点站"的因素，最终会导致不孕不育的发生。

4 精子和卵子结合后多长时间才会受孕？

这也是许多想要宝宝的准爸爸、准妈妈比较关心的问题，下面我们一起来了解一下吧。

如果精子和卵子准时准点出现在输卵管壶腹部，精子和卵子功能也比较正常，马上就可以进入受精环节。精子和卵子结合在一起的过程，就是受精过程。目前，试管婴儿技术体外观察到，将获能的精子加入卵细胞培养皿，精子要穿过包裹在卵母细胞外层的卵丘细胞网，其中就有卵母颗粒细胞，穿过这层网之后精子再继续穿过透明带，受精过程开始。精子和卵子的染色体融合在一起，则标志着受精过程的完成，第二极体顺利排出。将精子加入卵子培养皿中之后 4 小时左右即可观察到第二极体的排出，即认为卵子已经受精，再经历 14~15 小时的过夜培养，到第 2 天上午可在显微镜下看到原核的形成，正常情况下会有 2 个原核，1 个来自精子，1 个来自卵子，从而完成精子和卵子从单倍体到双倍体的蜕变。

精子在女性输卵管内能生存 1~3 天，卵子能生存 1 天左右，如在女性排卵日前后数天内性交，精子和卵子可能在输卵管壶腹部相遇，这时一群精子包围卵子，获能后的精子其头部分泌顶体酶，以溶解卵子周围的放射冠和透明带，为精子进入卵子开通道路，最终只有1个精子进入卵子，这个精子是最幸运的，但可能并不是游得最快的，最快的可能已经"牺牲在半路上"或完成了"前期使命"。精子完全进入卵子后，通过核的融合，使父、母各23条染色体结合成为46条（23对）染色体，然后形成一个新的细胞，这个细胞称为受精卵或孕卵，这个过程称为受精。这是一个新生命的开始。

在母体内完成受精后，受精卵从输卵管分泌的液体中汲取营养和氧气，不断进行细胞分裂。与此同时，通过输卵管的蠕动，受精卵逐渐向子宫腔方向移动，受精卵在输卵管内24小时后分裂成2个细胞，72小时后分裂成8个细胞，到第5天也就是受精后120小时后可以形成囊胚，囊胚由很多细胞组成，分为内细胞团和囊胚腔。此时，细胞团进入子宫腔，并在子宫腔内继续发育，成为胚泡，准备植入子宫。胚泡可以分泌一种激素，帮助自身埋入子宫内膜（图1-7-3）。

受精后第6~7天，囊胚从透明带中破壳而出，而进入子宫内膜，这个过程即胚胎植入，称为着床或种植。着床位置多在子宫上1/3处，孕卵着床的部位多在子宫腔上部的后壁，其次为前壁，偶见于侧壁。植入完成意味胚胎已安置，并开始形成胎盘，孕育胎儿了。

因此，精子和卵子结合后6~7天，受精卵就会完成着床过程。

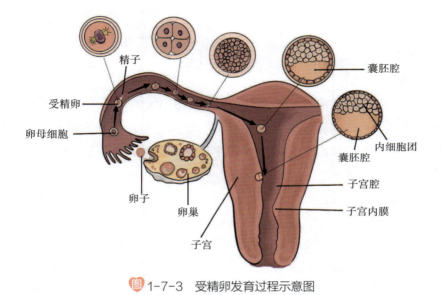

精子

囊胚腔

受精卵

卵母细胞

内细胞团

囊胚腔

子宫腔

子宫内膜

卵子

卵巢

子宫

图 1-7-3　受精卵发育过程示意图

5 精子和卵子结合后胚胎着床的过程会受哪些因素影响？

　　精子和卵子结合后，胚胎着床是第二步。胚胎着床的过程受多个因素的影响。首先，如果胚胎基因或输卵管内环境异常，会导致胚胎不能正常发育，或者胚胎停留在输卵管内，甚至落回子宫后又返回输卵管内着床，进而导致异位妊娠或着床失败；其次，如果子宫内膜生长和受精卵发育不同步，如受精卵提前或推迟进入子宫腔，这时的子宫内膜就不适合受精卵着床和继续发育，也就不可能受孕；再次，如果子宫内膜提供给胚胎的环境，存在感染、炎症和病理性改变等异常情况，或子宫颈有炎症、损伤，或者结构和功能异常，也会导致着床失败。

6 一个受精卵如何长成胎儿？

一个受精卵细胞发育成为胎儿经历了复杂的演变过程，包括细胞的增殖和分化，以及组织器官的形成和功能维持等，这个演变过程具有精细的时间顺序和空间关系，由基因和内外环境各种因素严密调控。

囊胚的形成

最开始 1 个受精卵细胞分裂成 2 个细胞，再分裂成 4 个细胞、8 个细胞，此后形成的细胞团称为桑葚胚，之后桑葚胚继续发育成为中间具有囊腔结构的囊胚，在受精后第 6~7 天，囊胚由输卵管进入子宫内继续发育。囊胚的内部细胞称为内细胞团，是发育成胎儿整个身体——头、内脏、躯干和四肢的原始细胞团；而外围的细胞则称为滋养层细胞，最终发育为支持胚胎或胎儿生长的组织如胎盘和脐带等。

囊胚是如何在子宫内"落脚"的？

胚胎一般发育到囊胚阶段才进入子宫，同时子宫也做好了孕育准备和营养储备，让囊胚像种子一样在子宫里"生根"（图 1-7-4、图 1-7-5）。

"生根"就是胚胎植入母体的过程。在受精卵发育的早期阶段，囊胚外围的滋养细胞不断地增殖发育，形成"树根状"的绒毛，随着胚胎不断生长，绒毛越来越密、越来越长，形成圆盘形状的胎盘，并向深部长入母体子宫肌层，将胚胎与母体牢

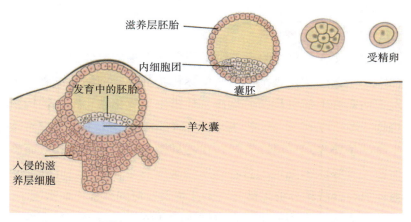

滋养层胚胎

内细胞团

发育中的胚胎

入侵的滋养层细胞

囊胚

受精卵

羊水囊

图 1-7-4　胚胎植入子宫内膜过程模式

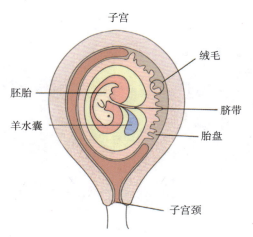

子宫

胚胎

羊水囊

绒毛

脐带

胎盘

子宫颈

图 1-7-5　胚胎与子宫的关系示意图

固地结合在一起，这时孕妈妈可能会感到腹部隐痛，也有可能少量出血，属于正常现象，孕妈妈不用过度担心。

胚盘有哪些作用？

除连接作用外，胎盘的绒毛里含有丰富的母体血液，这些血液由子宫向胎儿逐渐汇成脐动脉和脐静脉，向胎儿输送生长发育所需要的氧气和营养物质，并排出二氧化碳和胎儿的代谢废物（图 1-7-6）。同时，胎盘还具有隔离细菌、病毒等有害微生物的屏障作用，可以有效防止各种微生物侵入体内，从而确保胎儿能够获得充足的营养物质和健康的生长环境。此外，胎盘还具有合成和分泌多种促进胎儿生长发育的激素和细胞因子，这些激素和细胞因子可以有效促进胎儿的生长发育，对维持正常的妊娠过程起重要作用。

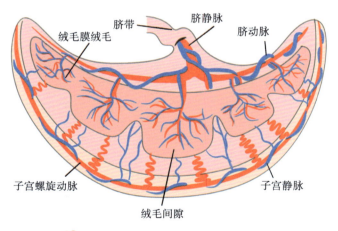

图 1-7-6　胎盘的结构与血液循环模式

胚胎是如何长成一个胎儿的？

囊胚的内细胞团继续发育形成内、中、外 3 个胚层，每个胚层的细胞将逐渐发育分化形成不同的组织和器官，如外胚层的细胞将分化为外表的皮肤、眼睛，还有脑、脊髓等重要的神经组织；中胚层的细胞将形成骨骼、肌肉、泌尿生殖系统等组织和器官；而内胚层的细胞将会分化为胃、肠、肝和胰腺，还有用来呼吸的肺等。胚胎发育至孕 4 周末，可辨认胚盘。孕 8 周末，胚胎初具人形；头大，约占整个胎体的 50%；能分辨眼、耳、鼻、口、手指及足趾；心脏已形成；此时胚胎对外界的刺激特别敏感，喜欢在孕妈妈子宫内活动，喜欢听轻柔的音乐。孕 12 周末，外生殖器可初辨性别，胎儿四肢可活动；此时胎儿虽已成形，但各组织器官尚未完全发育成熟，功能尚不完善。随着妊娠周数增加，胎儿的组织器官继续生长发育和成熟，且不断完善功能，大脑的神经组织具备了调控呼吸、心跳的功能，心肺能保证胎儿的血液流动和呼吸，骨骼和肌肉组织使得胎儿的四肢具有较强的力量，具备对外界的一些反应能力，能够完成很多原始的反射活动，这些反射活动有助于胎儿保护自己。

7 妊娠早期有哪些注意事项？

妊娠早期即后前 3 个月，是胚胎发育的关键时期，这一时期，孕妈妈一定要定期按时产检，以便及时了解胎儿的发育情况，同时在日常生活中注意规避可能影响胎儿发育的危险因素，例如，尽量避免接触可能影响胎儿生长发育的医学检查，如 X 线、造影等；尽量避免使用任何可能会影响胎儿健康的药物；应加强营养、均衡饮食，多吃新鲜蔬菜和水果，增加维生素和微量元素的摄入；保持心态平和以及良好的生活习惯，避免剧烈运动；注意预防感冒；多休息，保证充足的睡眠。总之，妊娠早期应尽量避免因患病、营养不良或有害的外部环境导致妊娠丢失、胎儿畸形和不良妊娠结局。

（宫黎明　胡仲梅　周远忠）

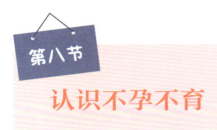

第八节

认识不孕不育

1 不孕不育离我们并不远

不孕不育是指夫妻性生活正常，未采取任何避孕措施，超过 1 年仍未能妊娠。随着社会经济的发展和人们生活水平的提高，结婚、生育年龄普遍延后，这也使不孕不育的发病率呈逐年上升趋势。此外，环境污染、疾病和心理压力等因素也会对不孕不育产生影响，从而使不孕不育的发病率日益增长。然而，不孕不育会对家庭和谐与稳定产生不良影响，引发夫妻之间的矛盾，从而导致家庭的破裂，应引起足够重视并采取有效措施来解决这个问题。

2 哪些原因可能导致不孕不育？

备孕 1 年仍未能受孕就应该考虑不孕不育，一般来说，可能与以下几个方面有关：一是女性卵巢功能低下、卵泡发育不良、不能正常排卵或卵子质量不佳，导致无可用的正常卵子，或者输卵管堵塞、子宫腔粘连堵塞或阴道横隔，使精子无法与卵子相遇，不能形成受精卵；二是女性子宫内膜异常，如子宫内膜病变或子宫畸形，使受精卵不能着床和／或正常发育；三是男性精子数量少、精子质量差、精子活力不足或无精子，或者男性睾丸发育不良或阴茎异常等，影响受精卵形成和发育，这些情况都可能导致不孕不育。此外，不孕不育还可能涉及其他因素，如家族遗传病、免疫系统疾病、免疫反应异常及环境污染等（图 1-8-1）。

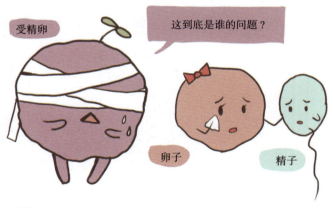

图 1-8-1　受精卵、精子、卵子出现问题都可能导致不孕不育

3 发生不孕不育应该怎么办？

发生不孕不育后应及时前往医院就医，最好夫妻一起前往医院进行检查，以便筛查不孕不育的原因，并进行针对性治疗。

如果是由于某种药物或营养状况导致的不孕不育，则应在医师的指导下尽快停止使用这些药物并纠正营养状况。如果是某种疾病引起的不孕不育，则应积极配合医师及时进行治疗，以确保取得良好的治疗效果。

目前，有很多治疗方法可以帮助患者改善受孕条件和提高妊娠率，以提高生育能力，例如，可以通过药物治疗、体外受精、胚胎移植等技术增加受孕机会；也可以通过改变生活方式来促进受孕，如控制体重、增加运动量、避免吸烟和饮酒等；还可以通过按摩、理疗和中药治疗等方式改善受孕环境，以增加受孕机会。此外，还可以采取心理治疗和社会支持，帮助患者消除心理负担，增强自信，营造良好的家庭氛围。

（宫黎明　胡仲梅　周远忠）

第二章
孕育健康宝宝需要知道的备孕知识

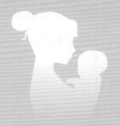

第一节

孕前检查和准备工作

1 备孕前需要了解的知识

什么情况下适合备孕？

正常生育年龄的女性身体健康，月经周期规律，输卵管通畅且无子宫畸形，能规律地排卵；正常生育年龄的男性身体健康，精子质量正常，夫妻双方经孕前检查未发现异常，即可开始备孕。备孕的时长因人而异，通常为 3~6 个月。

春末夏初为备孕的理想时机，原因如下。

（1）春末夏初时天气暖和，新鲜蔬果较多，备孕女性能从食物中摄取更多的营养物质。

（2）按时间推算，备孕女性可于夏末秋初受孕，此时正值果蔬收获季节，可给孕妇提供更多的膳食选择，从而有助于缓解妊娠反应造成的食欲减退，且秋季舒适的气候也有助于提高孕妇的睡眠质量。

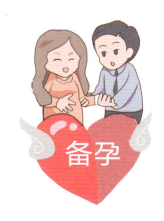

（3）根据分娩时间推算，分娩时处于春夏之交，此时温度适宜、空气清新、花繁叶茂，有利于产妇

"坐月子"，也可保证宝宝在夏季有充足的阳光照射，这对宝宝的骨骼发育非常有益。

什么情况下不适合备孕？

备孕的前提是夫妻双方身体、心理健康且生活环境安全，不会接触有毒、有害物质。

下列情况不适合备孕。

（1）有吸烟、酗酒、长期熬夜等不良生活习惯（应戒掉3个月之后再备孕）。

（2）刚搬进新房子或房子新装修（应通风除甲醛6个月之后再备孕）。

（3）精神遭受重大创伤、长期情绪压抑、过度疲劳（应在情况好转后再备孕）。

（4）刚停止服用避孕药（应于3个月之后再备孕）。

（5）带着避孕环或刚取出避孕环不久。

（6）产后或流产后不到半年，刚经历过异位妊娠（又称宫外孕）及其他腹腔手术不到半年（应于身体恢复健康之后再备孕）。

（7）患有阴道炎、卵巢囊肿、子宫肌瘤等妇科疾病，或患有病毒性肝炎、结核病、甲状腺功能亢进症等疾病，或存在严重的肝肾功能不全、先天或后天的心脏病等重要脏器功能障碍。

（8）暴露于X射线等有毒有害物质。

（9）3个月内注射过风疹疫苗。

从事哪些职业时不适合备孕？

从事危害孕育的职业如化工、重金属、传染病、放射线等行业从业人员，尤其是女性从业者，备孕前应暂时调离工作岗位（表2-1-1）。夫妻双方如果打算备孕的话，一定要明确工作环境中可能会影响孕育的危险因素。

表 2-1-1　不同行业危险因素及其带来的后果

行业	危险因素	后果	相关职业或人群
化工行业	二硫化碳、二甲苯、甲醛、农药、化疗药物等化学物质	抑制造血功能，导致胎儿造血功能障碍、贫血，引发畸形或流产	加油站、造纸厂、印染店、皮革生产、油漆生产、农药生产等
重金属行业	铅、镉、汞、镍等重金属元素	造成人体蛋白质变性并影响机体新陈代谢，甚至致癌，可透过胎盘，引发胎儿早产、畸形或智力低下	化妆品生产、印刷业、美容、美发、美甲等
从事行业可接触传染病	具有传染性的细菌、病毒（如风疹病毒、巨细胞病毒）、寄生虫（如弓形虫）	引发胎儿智力障碍、癫痫、畸形、失明等多种严重后果，甚至导致胚胎死亡而发生流产	宠物医院工作人员、传染病科室医护人员等
从事行业可接触放射线	电离辐射	可严重危害胎儿，甚至造成流产、畸胎、唐氏综合征和死胎	从事电离辐射研究人员、放射科医护人员、核电站工作人员等

2 孕前检查是第一道防线，必要的检查有哪些？

什么是孕前检查？

孕前检查是指夫妻双方在计划孕育之前，进行一次全面系统的身体检查，以做到明明白白怀孕、安安全全优生。孕前检查的目的是提前发现异常，及时治疗，避免潜在问题和风险。因此，孕前检查对于后代、孕妇、家庭，乃至社会，都是非常有利的。其重要性如下。

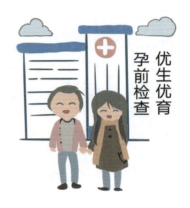

（1）孕前检查包括孕前咨询，可详细了解夫妻双方的现病史，包括个人史、家族史，尤其是遗传病史。

（2）孕前检查的项目除常规检查之外，重点筛查遗传病、传染性疾病和与生殖健康有关的疾病。通过孕前检查，可使夫妻双方了解孕前自身的健康状况，筛查相关的高危因素，了解能否安全妊娠，并对影响优生优育的因素进行孕前干预，减少不孕不育、早产、流产、妊娠期并发症等的发生。

（3）通过孕前检查，夫妻双方可了解相关的孕育知识和保健措施等，使妊娠更加顺利。

常规体检能否替代孕前检查？

不能替代。很多人每年都参加工作单位组织的常规体检，结果显示身体很健康，各项指标都没有问题，因此就觉得没有必要在备孕前进行孕前检查。这种观念是不正确的，因为常规体检无法替代孕前检查。

常规体检主要包括肝肾功能、血常规、尿常规、心电图等，以最基本的身体检查项目为主。而孕前检查中的生殖系统检查、甲状腺功能检查、遗传性疾病检测、染色体检查等项目，是常规体检项目中所没有的，但对孕育健康后代却非常重要。通过孕前检查，医师还会对夫妻双方的饮食起居、生活习惯、营养摄入等方面进行指导，这也是常规体检中没有的内容。

因此，对于计划孕育的夫妻双方而言，不能因为参加过常规体检就不进行孕前检查了。

婚前检查能否替代孕前检查？

答案是不能替代。婚前检查是指男女双方在办理结婚登记手续之前，自愿进行的专项检查，是对男女双方可能患有的、影响结婚或生育的疾病进行的医学检查。通过婚前检查，可以了解男女双方的健康状况、精神状态，以及有关个人和家族先天性疾病、遗传病的情况，以便从发现的问题中有针对性地进行宣传指导，从而有利于男女双方自身的健康。然而为了更好地孕育后代，不能用婚前检查替代孕前检查，主要原因如下。

（1）婚前检查和孕前检查虽然有部分检查项目是重叠的，但是它们各自有针对性的检查项目。孕前检查中的风疹病毒、巨细胞病毒、弓形虫、单纯疱疹病毒检查，染色体检查等项目，在备孕前是非常有必要检查的。如果做完婚前检查不久又做孕前检查，有些重复的项目就可以选择不做。

（2）新婚夫妇做完婚前检查后如果没有立即备孕，隔了较

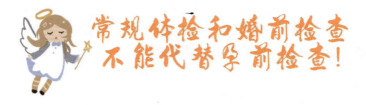

长时间后再准备孕育时，虽然婚前检查结果一切正常，但此时夫妻双方的身体健康状况可能已经发生了改变，因此就算做过婚前检查，仍存在发生不孕不育和不良出生结局的可能性。

2003 年 10 月，我国实施新的《婚姻登记条例》，婚前检查合格不再作为结婚登记的必备条件，从那以后，我国的婚前检查率便大幅下降。虽然随着人们健康意识的提高，婚前检查率目前有所回升，但婚前检查还是不能替代孕前检查。

孕前检查的时间和医院如何选择？

通常建议于孕前 3~6 个月做检查，且夫妻双方应同时进行孕前检查。女性做孕前检查时，应避开月经期，最好是在月经彻底干净后的 3~7 天做，且期间应避免同房。男性做孕前检查虽无时间限制，但做孕前检查的前 3 天应禁欲，否则可能会影响检查结果。

一般情况下，妇幼保健院、妇产医院、产科专科医院、大中规模的综合医院均提供孕前检查服务，实施检查的科室通常为妇产科或计划生育科，个别医院可能安排在内科，具体情况可于医院前台咨询或官网查询。

做孕前检查之前需要做哪些准备？

做孕前检查之前，通常需要做好以下准备。

（1）检查前3天注意合理饮食并保持良好的生活习惯。戒烟、戒酒，限制油腻、高糖、高蛋白的膳食，饮食宜清淡，睡眠要充足，不服用影响肝肾功能的药物。

（2）检查前1天应洗澡，保证身体的清洁度。女性应注意，可以清洗外阴，但不能冲洗阴道，即使阴道分泌物增多、有异味。这是因为水很容易将导致疾病的细菌冲掉，干扰检查结果。

（3）检查前1天晚上12点后需完全禁食。孕前检查包含大量需抽血检查的项目，须保证抽血前空腹8小时以上。

（4）穿宽松、方便、易于穿脱的衣服和鞋袜。由于需要做X线检查，宜穿棉质内衣，不应穿戴有金属材质和亮片的文胸、衣物。

（5）收集晨尿。晨尿的检查结果是最准确的，检查当天早晨第一次排出的尿液可放进干净的玻璃瓶中以备检查。

生二胎也要做孕前检查吗？

无论生一胎还是二胎，孕前检查都很重要。部分女性认为，自己已经生过一胎，无论是从身体条件上还是心理状况上，都可以生二胎，就不用做孕前检查了。然而，二胎孕妇的生育年龄往往比较大，胎儿出现问题的概率也会增高，妊娠期并发症也可能会增多。生二胎前做孕前检查，主要是观察身体的健康情况和子宫的恢复程度。第一胎剖宫产的女性在孕育二胎前应更加重视孕前检查，要了解剖宫产部位形成的瘢痕是否已恢复好。

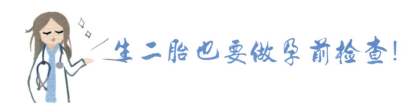

生二胎也要做孕前检查！

从优生优育和孕妇安全的角度来讲，生二胎做孕前检查有以下作用。

（1）确定女性能否再次妊娠。通过生二胎前的孕前检查结果，医师可判断女性能否再次进行妊娠，是否可以承受再次妊娠的负荷。

（2）避免患有不适合孕育的疾病。生二胎前的孕前检查可以了解女性在生完第一胎后身体是否染上其他不适合孕育的疾病，为优生优育做好保障。

哪些人群是孕前检查的重点检查对象？

相比一般情况，当夫妻双方或一方存在以下情况时，更应该重视孕前检查并将其付诸实践。

（1）年龄 > 35 岁。

（2）夫妻双方或一方有家族遗传性疾病史和传染病。

（3）女性有复发性流产、难产、死胎、死产、产智力低下儿等不良产史。

（4）夫妻双方或一方在工作、生活中接触有毒有害物质，如放射物、农药等。

（5）夫妻双方或一方有不良生活习惯，如酗酒、药物成瘾、长期吸烟、偏食等。

（6）夫妻双方或一方未接种过乙肝疫苗。

（7）家中饲养宠物。很多家庭都喜欢饲养宠物，但实际上宠物可能会携带多种细菌和寄生虫。

孕前检查必要的检查项目有哪些？

不同地区、不同医院的孕前检查项目可能会有所不同，但是就整体而言，以下检查项目对于夫妻双方是必不可少的（表2-1-2）。

表2-1-2　孕前检查项目

检查项目	女性	男性
疾病史、家族史、生活习惯等基本信息	√	√
身高、体重、血压、心肺查体等体格检查	√	√
生殖系统检查	√	√
白带常规、淋病奈瑟球菌、沙眼衣原体检查	√	
心电图检查	√	
血常规、血型、血糖检查	√	√
尿常规	√	√
肝肾功能检查	√	√
甲状腺功能检查	√	√
乙型肝炎血清学五项检查	√	√
梅毒螺旋体检查	√	√
人类免疫缺陷病毒检查	√	√
风疹病毒、巨细胞病毒、弓形虫、单纯疱疹病毒检查	√	
妇科超声常规检查	√	

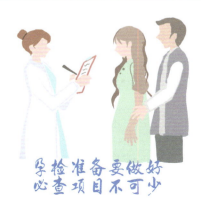

孕检准备要做好
必查项目不可少

孕前检查中发现的危险因素有哪些？

孕前检查中发现的影响孕育的危险因素，根据其可控程度，一般情况下可划分为以下几类。

（1）备孕期间通过改变或戒除不良生活习惯可以规避的危险因素，如吸烟、酗酒、有毒有害物质接触史等。

（2）通过有效的医学治疗手段可治愈的危险因素，如甲型肝炎、阴道炎等感染性疾病，以及贫血、营养不良等。

（3）使用当前医学治疗手段虽难以治愈，但通过医学干预手段可控制疾病，在妊娠期需密切监测的危险因素，如高血压、高脂血症、糖尿病等慢性病，可能复发的感染性疾病，如乙型肝炎、梅毒等。

（4）无法在孕前实施医学干预手段，但可进行风险评估，在妊娠期应做产前诊断的危险因素，如高龄妊娠、不良妊娠史、家族遗传病史等。

（5）不宜妊娠的危险因素，如女性患有重症心脏病、重症糖尿病等可能导致死亡的疾病，以及夫妻双方或一方患有严重遗传病等。

3 积极治疗可能影响孕育的疾病

可能影响女性孕育的常见疾病有哪些？

可能影响女性孕育的疾病有很多，以下是一些常见的疾病。

（1）子宫畸形：子宫是孕育胎儿的场所，子宫畸形可影响受精卵着床，进而引起流产或女性不孕。子宫畸形患者通常无明显症状，只有经专科检查后方能查出，一经发现需做手术矫正。

（2）输卵管异常：输卵管异常通常与子宫发育异常并存，其常见的异常有输卵管发育不良、输卵管缺失、单侧或双侧双输卵管、输卵管炎症等。输卵管异常可影响受精过程，造成女性不孕。

（3）排卵障碍：卵巢功能早衰或多囊卵巢综合征等疾病可影响排卵，导致卵巢无成熟卵子排出。这时需通过体外受精、促排卵、胚胎移植等人工辅助生殖技术完成孕育。

（4）阴道畸形：先天性阴道闭锁及无阴道可影响孕育，此类女性通常合并子宫和子宫颈发育异常，生育概率非常低。

（5）阴道炎：阴道是精液的容器，外阴阴道假丝酵母菌病、滴虫性阴道炎等均可改变阴道内部微环境，进而影响精子的正常功能。

（6）黄体功能不足：包括黄体期缺陷和黄体期缩短，可引起分泌期子宫内膜发育不良，导致受精卵不易着床，或着床后发生早期流产。

（7）自身免疫性疾病：如系统性红斑狼疮是常见的自身免疫性疾病，此类患者妊娠后必然影响乃至加重原有病情，引起流产或早产，严重者甚至危及母体生命安全。即使妊娠后积极治疗并密切监测，也可能出现不良后果。因此，患有自身免疫性疾病的女性在备孕前应听从医师的建议。

（8）恶性肿瘤：当女性患有宫颈癌、卵巢癌和子宫内膜癌等恶性肿瘤时，可严重影响其生育能力。医师会根据恶性肿瘤的病情严重程度，评估生育所带来的风险。

（9）染色体异常：女性若有明确的染色体异常，备孕前需做染色体检测，充分做好优生优育咨询。

（10）精神性疾病：当女性患有抑郁障碍、焦虑障碍及精神分裂症等精神性疾病时，所用药物可导致胎儿畸形。

当女性患有上述这些疾病时，应该积极治疗，否则即使通过人工辅助生殖技术等手段成功受孕，也极有可能会发生流产、死产、胎儿畸形等不良出生结局，严重危害女性健康。

可能影响男性生育的常见疾病有哪些？

（1）生殖器官先天性发育异常：包括睾丸先天性畸形和发育不良、无睾症、尿道异常、输精管发育不全、射精管梗阻等。

（2）睾丸损伤或炎症：可导致睾丸发生病理性改变，影响睾丸产生精子的能力。

（3）精索静脉曲张：可升高睾丸局部温度，使睾丸组织的代谢发生异常，从而影响精子的产生。

（4）生殖道感染：主要包括附睾炎、精囊炎及前列腺炎等。由于生殖道感染，生殖道组织炎性增生，造成输精管管壁增厚，管腔纤维化、狭窄，使精子不能排出。

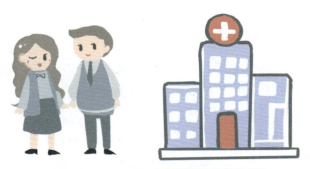

积极治疗可能影响孕育的疾病

（5）遗传性疾病：染色体异常、基因异常等都是导致男性不育的重要因素，可引起精子产生过程障碍，从而导致不育。

（6）甲状腺疾病：甲状腺功能亢进症或甲状腺功能减退症等甲状腺疾病，可导致男性性欲减退、生精功能障碍。

（7）性功能障碍：包括精神性勃起功能障碍、器质性勃起功能障碍、早泄、逆行射精或不射精等。

4 纠正不良生活习惯

哪些不良生活习惯可能影响女性孕育？

良好的生活习惯对女性孕育至关重要，一些不良生活习惯可能会影响女性的内分泌和排卵，甚至进一步损害生殖系统。女性在备孕前如果有以下不良生活习惯，应该及时戒除，这不仅是对自身的健康负责，也是对后代的健康负责。

（1）长期熬夜，作息不规律：长期睡眠不足可导致生物钟颠倒，影响下丘脑和松果体的正常功能，进而导致女性内分泌失调、卵巢无法正常分泌性激素、排卵周期紊乱，继而增加排卵障碍的发生概率，久而久之影响女性孕育。

（2）吸烟、酗酒：香烟中的有毒有害物质高达上千种，如尼古丁和烟焦油可影响女性生殖系统的血液循环，而酒精可直接影响受孕概率。

（3）过度节食、盲目减肥：过度节食可导致女性营养不良、体质变差，甚至有可能导致内分泌紊乱、月经周期失调、卵子活力下降、排卵停止等。过度节食造成的营养不均衡、微量元素严重缺乏也会影响女性的孕育能力。

（4）经期同房：就女性生理健康角度而言，经期同房不可取。由于子宫颈在平时是闭合的，细菌无法进入盆腔，但在经期子宫颈会变得松弛，保护能力也随之下降。经期同房可使细菌和血液很容易进入盆腔，从而引发盆腔炎，也有可能造成子宫内膜异位症，严重危害女性健康和孕育能力。

（5）不注意避孕：有些女性平时不注重避孕，而意外妊娠之后选择通过人工流产的方式终止妊娠。反复多次做人工流产手术可损害女性的子宫、降低女性的受孕概率，严重者甚至导致不孕。

哪些症状可能是女性不孕的征兆？

当女性长时间备孕后仍未能受孕时，一定要及时去医院检查，查明病因，对症治疗。当身体出现以下症状时，也应及时去医院检查。

（1）闭经：年龄超过 18 岁还未月经来潮，或月经来潮后又连续停经 6 个月以上。女性患有子宫性不孕、卵巢性不孕时，很容易出现闭经。

（2）长期痛经或无痛经病史者在经期突然出现腹部剧烈疼痛：女性患有子宫内膜异位症、盆腔炎、子宫肌瘤、子宫发育不良、子宫位置异常等疾病时，可表现为长期痛经，需要引起重视。

（3）月经周期紊乱：表现为月经周期经常提前或延迟，月经量过多或过少，以及经期延长。月经周期紊乱与内分泌失调、黄体功能不全、子宫内膜炎症等有关。

（4）月经前后症状：表现为每次月经前后出现乳房胀痛、头痛、腹泻、水肿、发热、痤疮、长痘等症状。这些症状出现的原因为内分泌失调导致的黄体功能不全，通常容易导致不孕。

（5）白带异常：白带异常通常伴随阴道炎、宫颈炎、子宫内膜炎、附件炎、盆腔炎及多种性传播疾病，表现为白带增多、色黄、有异味、呈豆腐渣样或水样，或伴有外阴痒痛，或经常腹痛、腰痛等。

（6）慢性腹痛：表现为慢性下腹部、腹部两侧隐痛或腰骶痛。盆腔炎、宫颈炎、卵巢炎、子宫内膜异位症、子宫及卵巢肿瘤会出现慢性腹痛症状。

（7）溢乳：表现为非哺乳期乳房经挤压或自行有乳汁溢出。溢乳与下丘脑功能不全、垂体瘤（如催乳素瘤）、原发性甲状腺功能减退、慢性肾衰竭等疾病有关，也可能由服用避孕药引起。溢乳常合并闭经，并可导致不孕。

哪些不良生活习惯可能影响男性生育？

男性的生育能力与生活习惯息息相关，纠正以下不良生活习惯，对于提高男性生育能力是非常有益的。

（1）久坐：久坐是目前最常见的不良生活习惯，长时间坐办公室、骑车或开车，不仅会影响睾丸、附睾、前列腺、精囊的功能，还会直接影响精子的生成与输送，导致精液、前列腺液的质量显著降低。

（2）长期熬夜，睡眠不足：如果长期熬夜，在夜间得不到充足睡眠，就会使生物钟紊乱、内分泌失调，生精能力也会下降。长此以往会导致精子生成障碍，出现精子活力低、形态异常，甚至精子浓度降低的情况。

（3）吸烟：吸烟可引起精子的浓度和活力下降、畸形率增高。烟雾中的尼古丁等物质可减少性激素分泌、杀伤精子，并直接影响精子的生成。

（4）酗酒：酒精对精子浓度、活力、活率、形态学及受精能力均有显著损害作用。酗酒可导致酒精中毒，引起睾丸萎缩，性欲减退，精子畸形率增高、总数及浓度降低。

（5）偏食：均衡的膳食可提供精子生成所必需的各种营养物质，如钙、锌、硒、磷、镁、维生素 A 和维生素 E 等。偏食可导致这些必需的营养物质缺乏，导致精子的数量减少、质量降低。

（6）好洗热浴：温泉、桑拿浴、汗蒸房、火石浴等场所的温度较高，男性睾丸喜凉怕热，如果阴囊长期处于温度较高的环境下，可导致精子数量减少，严重者甚至会导致少精子症或无精子症，从而损害男性生育能力。

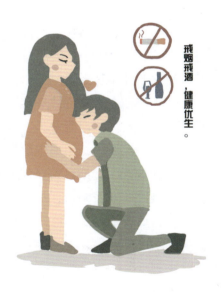

戒烟戒酒，健康优生。

（7）经常穿紧身衣裤：紧身衣裤会将阴囊、会阴部束缚得太紧，造成睾丸、附睾等生殖器官血液循环不畅，并使睾丸太贴近身体，导致睾丸温度与体温接近，不利于精子生成。衣裤太紧也会使会阴部透气性变差，易滋生细菌，进而导致泌尿生殖道感染，影响男性生育。

5 远离不良环境及物品

哪些物理因素可能会影响孕育？

一些物理因素在生活环境中无处不在，但超过一定限度后可对孕育产生不良影响，此时应采取相应的保护措施，或者远离这些物理因素。

（1）噪声：强烈噪声可使胎儿的心率加快、胎动加快，高频噪声可干扰人体的激素水平，使胎儿畸形、宫内发育迟缓，胚胎死亡率增高。

（2）振动：全身振动可能影响女性盆控内器官的血液供应，造成子宫的营养供应、胎盘的血液供应不足，从而影响胎儿发育，导致胎儿生长受限、流产。

（3）高温：一些高温环境，如锅炉房、桑拿浴房、厨房等，可能会损害男性生育能力。

（4）电离辐射：电离辐射是最常见、最严重的物理致畸物。在受精前或妊娠早期，若受到过量电离辐射，可使精子、卵子、受精卵及胚胎发育畸形，从而引起流产、死胎、胎儿多发畸形、大脑发育迟缓或停止发育，甚至导致白血病和恶性肿瘤等。

哪些物品可能会影响孕育？

夫妻双方的健康关系着胎儿的健康，正确认识生活环境中含有毒有害物质的物品，远离它们，可为孕育健康的后代保驾护航。

（1）染发剂：染发剂中的对苯二胺是强致癌物，染发时用的软化剂、定型剂也是非常明确的致畸物。

（2）指甲油：指甲油中含有多种芳香类化合物，可能导致胎儿畸形或流产。

（3）蚊香：盘式蚊香燃烧时可产生大量微小颗粒，故备孕女性和孕妇不建议使用蚊香。

（4）家用杀虫剂：若孕妇长期生活在受杀虫剂污染的环境中，胎儿甲状腺激素的分泌会低于正常水平，导致胎儿大脑和神经系统发育异常，发生早产、死胎的风险也会增加。

（5）空气清新剂：空气清新剂中的一些主要成分是有毒的有机物，可通过膳食、呼吸、皮肤接触等途径进入人体。

（6）农药：农药可经呼吸和皮肤接触进入人体，进而影响胎儿。有机氯、有机磷类等农药和某些除草剂对胎儿有明显的致畸作用。

（7）油漆：油漆中含有铅、苯、甲醛等有毒有害物质。长期、大量接触油漆，可导致流产、死胎及畸形的发生。

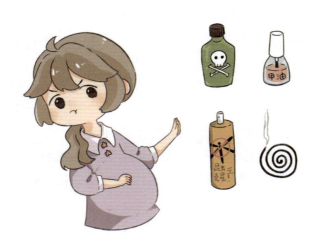

哪些措施可以减轻或预防有毒有害物质造成的危害？

生活环境中的有毒有害物质几乎无处不在，要想彻底清除它们是不可能的，而采取以下措施可以有效地减轻或预防它们造成的危害。

（1）吃饭前宜用清洁剂或肥皂洗手。

（2）正确使用塑料产品。需弄清楚所用塑料产品是否可以盛装热汤、热饮、热食，若不清楚可用陶瓷、玻璃、不锈钢等产品代替。例如，不能用泡沫塑料容器泡方便面或饮用热水；使用微波炉加热食品时，不能用聚氯乙烯材质的塑料容器盛装食物，也不能用保鲜膜将容器密封。

（3）安装纱窗、蚊帐，减少在室内使用杀虫剂、空气清新剂、蚊香的频率。

（4）蔬菜水果在食用之前，可先用清水浸泡，并仔细清洗。

（5）减少化妆品、个人护理产品的使用。

（6）房屋装修时应科学选择装修材料，并特别关注装修材料中的甲醛含量及放射性，装修期间及入住之后应注意通风换气。

（7）少吃或不吃含铅量高的食物，如松花蛋、劣质的罐头饮料和食品，并且要注意防止铅尘污染，如居住在交通干道旁或工业区附近的居民，应经常用湿布抹去桌椅表面灰尘。

（8）避免接触油漆污染，如家中墙壁用油漆装饰或家具涂有油漆时，要防止食入油漆屑，因为彩釉、油漆中通常含有大量有毒有害物质。

使用哪些药物可能会影响孕育？

影响孕育的药物种类较多，既可影响男性的精子质量、性功能，又可影响女性的内分泌、排卵。有孕育需求的男女双方在使用以下药物时，应仔细阅读药物使用说明书，遵医嘱服药。

（1）抗肿瘤药物：例如环磷酰胺类药物，可导致睾丸生精功能降低甚至衰竭，造成精子数量明显减少或无精子症，且该过程不可逆，有可能导致男性终身不育，亦可使女性月经周期紊乱。

（2）镇静催眠药：长期使用或滥用巴比妥类、非巴比妥类镇静催眠药，可使女性月经失调、排卵障碍，可使男性性欲下降、勃起功能障碍等。

（3）麻醉和镇痛药：吗啡、哌替啶等麻醉和镇痛药，可导致男性生精功能降低，也可干扰下丘脑和垂体的调节过程，造成精液排出障碍，从而导致不育。

（4）抗高血压药：一些抗高血压药可降低患者的性欲，而长期服用可抑制精子的生成，导致精子减少或无精子。

（5）激素类药物：长期使用过量的类固醇激素，可使男性睾丸萎缩，精子生成减少从而导致不育。使用雌激素可使男性出现勃起功能障碍、射精延迟和不能射精等症状。使用肾上腺皮质激素可使女性发生月经失调、闭经，而使用雄性激素可使女性出现月经推迟、男性化等症状。

（6）硝基呋喃类药物：如呋喃西林及其衍生物，可引起男性精子减少，导致不育。

（7）磺胺类药物：如复方新诺明，可抑制睾丸功能，使精子数量减少、活力下降；柳氮磺吡啶也可导致精子数量减少、活力降低和不育。

（8）抗溃疡药：如西咪替丁，可抑制性欲，导致性冷淡和勃起功能障碍。

（9）避孕药：尤其是短期内多次服用紧急避孕药，其含有的大量孕激素可导致催乳素增高，影响排卵和受孕。

（10）部分中药：如长期服用雷公藤可能引起不孕不育。

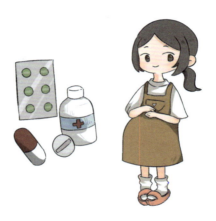

6 应该提前准备好哪些物品？

妊娠是一个比较漫长的过程，平时所使用的一些物品在妊娠期间未必能用。只有提前准备好妊娠期需要用到的下列物品，孕妇才能在日常生活中、就医及分娩时不慌不乱、游刃有余。

（1）相关资料：如母子健康手册、身份证、结婚证、准生证、医保卡、现金和银行卡等相关物品，这些物品在分娩前入院信息登记、开具新生儿出生证明时会用到。

（2）孕妇装：孕妇装是指女性在妊娠期间穿的衣服。通常从妊娠第 4 个月开始，随着下腹部日益隆起，就得换上专门为孕妇设计的孕妇装了。

（3）经期专用底裤和产妇卫生巾：无论是顺产还是剖宫产，在产后均会有较多恶露排出，应该在妊娠期间就准备好经期专用底裤和产妇卫生巾，不要用普通的卫生巾替代。

（4）孕妇鞋：孕妇鞋是指女性在妊娠期间所穿的鞋。女性在妊娠期间会有明显的身体水肿表现及身体变化，如足部出汗和水肿，平时所穿的鞋此时已容不下足部，需要换上功能全面、舒适的孕妇鞋。

（5）孕妇床上用品：嗜睡是妊娠期常见症状之一，为了给孕妇创造一个良好的睡眠环境，最好选择柔软、对皮肤无刺激的床上用品，如宽松的纯棉面料睡衣，能够让孕妇安然入睡。

（6）孕妇护肤品：应选择安全、健康、不含有任何添加剂的孕妇护肤品。

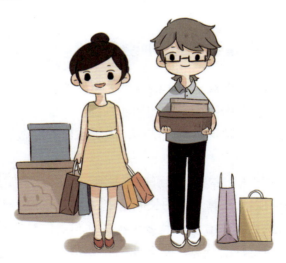

（7）哺乳内衣：要提前准备好哺乳内衣，尽量选择纯棉、透气性好、天然材质的哺乳内衣。由于哺乳期的乳房比平时大，在购买哺乳内衣时应该选好尺码。

（8）产妇湿巾：产妇湿巾用于产后清理私处，在妊娠期间就要准备好。

（王　旗　杨　政　商学军）

孕前营养准备

1 为什么备孕期间要加强营养？

备孕期夫妻双方健康的身体、良好的营养状况、充足平衡的饮食是孕育新生命必需的物质基础。为保证成功妊娠、提高生育质量、预防不良妊娠结局，夫妻双方都应做好充分的孕前营养准备。

备孕妈妈的营养状况直接关系着孕育和哺育新生命的质量，也会影响妇女及其后代的长期健康，因此，一般建议备孕女性在计划受孕前3~6个月就要积极关注自身的营养和健康状况，使之达到良好的状态。备孕期膳食要荤素搭配，尽可能多样，摄入足够的能量、蛋白质、维生素和矿物质，才能满足妊娠期

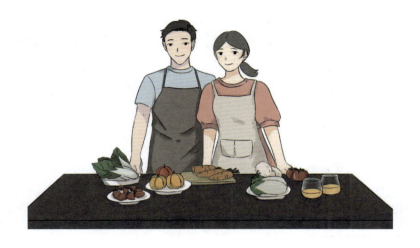

维持母体健康和胎儿生长发育不断增加的营养需求。

备孕男性群体，建议在孕前多摄入富含锌、硒和高蛋白的食物，如生蚝、牛肉、鸡蛋、鱼肉等。此外，蔬菜、水果、坚果都含有丰富的维生素和微量元素，对提高精子活力、精子浓度，以及改善液化时间和降低精子畸形率等，都有一定的帮助。

针对营养不良的人群，世界卫生组织建议孕妇在饮食中补充平衡的能量和蛋白，以便减少死产和新生儿低出生体重的风险，但不建议孕妇单纯补充高蛋白。

2 备孕期间需要重视哪些营养问题？

2022 年，我国《备孕妇女膳食指南》在《中国居民膳食指南》的基础上特别补充了以下 3 条内容：①调整孕前体重至正常范围，保证怀孕期间体重适宜增长；②常吃含铁丰富的食物，选用碘盐，合理补充叶酸和维生素 D ；③经常进行户外运动，禁烟酒，保持健康的生活方式。其中②和③都与营养有关。简单地讲，备孕期女性要重视叶酸缺乏、维生素 D 或维生素 A 缺乏、碘缺乏、锌缺乏、钙缺乏、铁缺乏等营养问题。

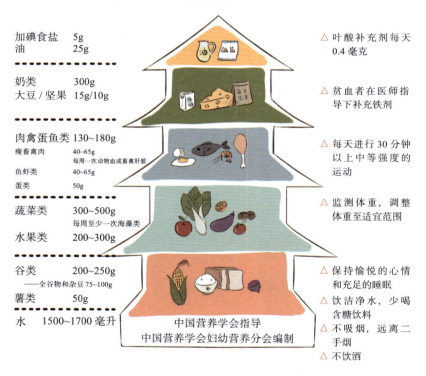

中国备孕妇女平衡膳食宝塔

| 加碘食盐 | 5g |
| 油 | 25g |

△ 叶酸补充剂每天 0.4 毫克

| 奶类 | 300g |
| 大豆/坚果 | 15g/10g |

△ 贫血者在医师指导下补充铁剂

肉禽蛋鱼类	130~180g
瘦畜禽肉	40~65g
	每周一次动物血或畜禽肝脏
鱼虾类	40~65g
蛋类	50g

△ 每天进行 30 分钟以上中等强度的运动

蔬菜类	300~500g
	每周至少一次海藻类
水果类	200~300g

△ 监测体重，调整体重至适宜范围

谷类	200~250g
——全谷物和杂豆	75~100g
薯类	50g
水	1500~1700 毫升

中国营养学会指导
中国营养学会妇幼营养分会编制

△ 保持愉悦的心情和充足的睡眠
△ 饮洁净水，少喝含糖饮料
△ 不吸烟，远离二手烟
△ 不饮酒

3 为什么说叶酸是首要补充的维生素？

补充叶酸的重要意义

叶酸不仅可以预防胎儿发生神经管缺陷，对胎儿先天性心脏病、唇腭裂、泌尿系统畸形等也有一定的预防作用，而且会减少胎盘早剥、早产、胎儿生长受限和低出生体重儿的发生，还可预防由叶酸缺乏引起的妊娠期贫血。美国在积极推行叶酸强化食品计划的 5 年间，新生儿神经管畸形发生率降低了 23%。中美两国科学家对中国 25 万名女性的追踪观察发现，从妊娠前到妊娠早期每天服用小剂量单纯叶酸增补剂，在中国北方出生缺陷高发地区可以预防 85% 的神经管畸形，在南方的低发地区可以预防 40% 的神经管畸形。

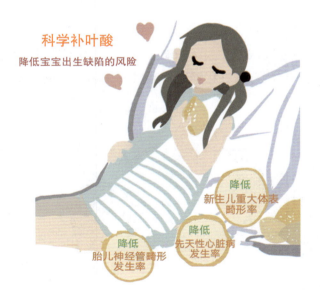

科学补叶酸

降低宝宝出生缺陷的风险

降低
新生儿重大体表
畸形率

降低
先天性心脏病
发生率

降低
胎儿神经管畸形
发生率

为什么备孕期需要重视补充叶酸？

（1）胚胎早期发育需要。胚胎神经管分化发生在受精后2~4周，对于意外怀孕的女性而言，通常在孕5周或更晚的时候才意识到自己已怀孕，此时，再补充叶酸预防胎儿神经管畸形为时已晚。因此，对于育龄期有备孕计划的女性而言，应该尽早补充叶酸，保证胚胎有较好的叶酸营养水平，从而降低子代神经管和多器官畸形的发生风险。

（2）膳食中叶酸摄入量不足。妊娠早期呕吐是正常反应，挑食、厌食也是常见现象，但是呕吐严重影响孕妇营养吸收，使母体从饮食中获得的叶酸不足，因此可能会影响胎儿发育。

（3）叶酸需要量的急剧增加。怀孕期间，胎儿在母体内迅速生长，母体的子宫和胎盘也在增长，导致叶酸的需要量增加。如果女性在怀孕前体内叶酸储存不足，会进一步增加机体对叶酸的需要量。

（4）尿中叶酸排出量增加。女性在怀孕期间，全身代谢活动进行生理性调整，因肾功能变化导致叶酸和其他维生素随着增大的子宫压迫肾脏和输尿管造成的尿频和尿量增加而大量丢失。

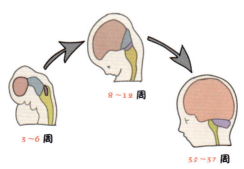

3~6 周　　8~12 周　　35~37 周

备孕期女性每天需要多少叶酸?

　　人体对叶酸的需要量, 在不同性别、不同年龄阶段和不同生理状态下有所不同。由于孕妇自身的生理需要和胎儿生长发育的需要, 孕妇对叶酸的需求量大为增加, 可达到一般人的2 倍。研究结果表明, 孕妇每天补充 100 微克的叶酸, 可以维持血液的叶酸水平; 每天补充 200~300 微克的叶酸, 红细胞叶酸水平才能明显增加, 因此要矫治育龄期女性叶酸缺乏, 每天叶酸的摄入量应 > 300 微克。因此, 世界卫生组织推荐, 孕妇每天叶酸的供给量标准是 400 微克 (0.4 毫克)。

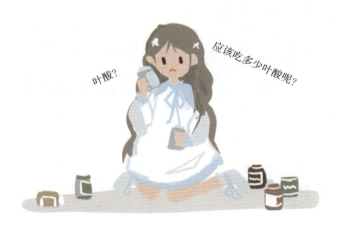

用什么办法可以增加叶酸的摄入量?

　　我国育龄期女性从食物中摄取的叶酸量普遍不足, 女性怀孕时所需的叶酸量增加, 尤其我国北方女性体内叶酸水平更低, 单靠膳食摄入不能满足机体对叶酸的需要, 烹调还会造成食物中 50%~90% 的叶酸损失。最可靠的方法就是使用叶酸增补剂。通过服用含有一定剂量的叶酸制剂，给人体补充额外的叶酸，使叶酸的摄入量能够满足人体的需要。还可以通过改进膳食来补充叶酸。可多食含叶酸丰富的食物；或食用叶酸强化食品。所谓叶酸强化食品，就是将叶酸按照一定的比例，均匀地掺入某种经常食用的食品中，以达到增加叶酸摄入量的目的。

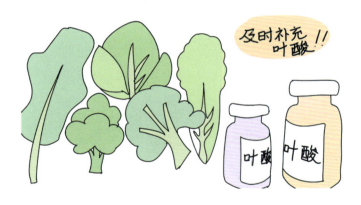

什么食物里含的叶酸较多？

许多食物中都含有一定量的叶酸，含叶酸较多的食物如下。

（1）蔬菜：绿叶蔬菜中含有较多的叶酸。《中国食物成分表标准版》显示，100 克菠菜中含有 169 微克的叶酸，100 克黄花菜中叶酸含量为 841 微克，其他如小白菜、油菜、香菜、雪里蕻等也都含有丰富的叶酸，有些野菜中的叶酸含量非常高，如 100 克红苋菜中叶酸含量高达 419.8 微克。

（2）水果：如橘子、草莓等含有较多的叶酸。

（3）动物性食品：以动物肝脏的叶酸含量最为丰富，100克猪肝中含有353微克的叶酸，动物的肾脏、禽蛋等，也含有较多的叶酸。

（4）豆类、坚果类食品：100克黄豆（大豆）中含210微克叶酸，花生、核桃、黑芝麻、豆腐、豆腐干中叶酸的含量也较高。

（5）酵母：酵母中叶酸含量较高，用酵母发面做面食，可以提高叶酸的含量。

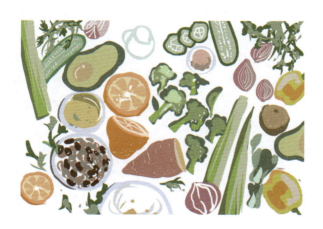

为什么难以通过改进膳食增补叶酸？

虽然许多食物中都含有一定量的叶酸，但食品中叶酸含量有限，而加工烹调时又损失很多，人的进食量也有限，因此通过改进膳食尽管可增加叶酸的摄入量，但仍无法完全满足孕妇的需求。

美国、加拿大、英国等经济发达、生活水平比较高的国家，对部分孕妇进行膳食调查结果显示，这些孕妇叶酸的每天摄入量在200微克左右，远不能满足孕妇的需要。

　　我国目前还没有这方面的资料，但因为我国居民的生活水平较上述这些国家还有差距，含叶酸丰富的动物性食品的摄入量也较少，再加上我国居民习惯吃熟菜，随着食物的煎炒烹炸，其中的叶酸也会大量损失，因此，仅通过改进膳食，显然无法完全达到增补叶酸的目的。

为何目前我国不能通过强化食品的途径增补叶酸？

　　叶酸强化食品，就是将叶酸按照一定的比例均匀地掺入某种经常食用的食品中，以达到增加叶酸摄入量的目的。从理论上讲，强化食品也是增加叶酸摄入量的一条途径。美国用叶酸强化面粉，但在我国进行叶酸强化食品有一定困难。其困难的原因主要有以下3点：第一，必须选择一种人们经常食用的食品进行强化，这在我国很难做到。因为我国幅员辽阔，各地的饮食习惯差异很大，因此，要选择一种各地人民都食用且适于强化的食品不容易。第二，在我国农村地区，大多数农民是自己种粮吃，很少购买工厂化生产的食品，难以将分散在农户中的粮食进行集中强化。第三，我国人口众多，要进行食品强化，需要大量的仪器、设备，耗费大量的人力、物力和资金，进行叶酸强化食品的研制生产还存在许多困难和问题。因此，目前在我国通过强化食品的途径增加叶酸的摄入量还难以实现。

如何正确使用叶酸增补剂？

　　1993年，我国卫生部公布的"十年百项成果推广计划"中，关于"妇女增补叶酸预防神经管畸形"部分提出：①所有新婚妇女从结婚时（在城市也可以从计划怀孕时）起到孕满3个月，应每天服用0.4毫克叶酸增补剂。孕3个月后则不需要额外服用。②经产妇再次怀孕时，也应从孕前开始每天服用 0.4 毫克的叶酸增补剂，如果生育过神经管缺陷儿的产妇再次怀孕，需每天服用 0.8 毫克的叶酸增补剂。

特别提醒一点，不要错服治疗贫血用的叶酸片，这种叶酸片每片剂量为 5 毫克，是备孕期女性及孕妇补充剂量（每日叶酸供给量标准为 400 微克）的 12.5 倍，过多服用可能会引起不良反应。

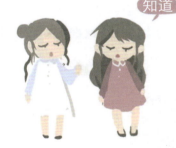

补叶酸必须注意

叶酸并不是补得越多越好

知道了

过多摄入叶酸可能对健康有害

多维叶酸片比单纯叶酸片好吗？

尚无证据表明含叶酸的增补剂优于单纯叶酸片，但含叶酸的多种微量营养素片（多维片）内含有维生素 B_{12} 和维生素 B_6，从理论上推测，多维片比单纯叶酸片效果更好。请注意一定要选用针对育龄期女性的多维片，每片含叶酸不少于 0.4 毫克。多维片与单纯叶酸片不宜同时服用，更不能同时服用 2 种多维片，否则可能导致某些维生素（如维生素 A）过量，反而会损害胎儿健康。育龄期女性应从怀孕前 3 个月开始，每天服用 0.4 毫克叶酸，直至怀孕满 3 个月或至分娩。

4 警惕维生素 D 或维生素 A 缺乏

备孕期为何要补充维生素 D ?

维生素 D 是一种脂溶性维生素，人体可以通过晒太阳产生，也可以从一些食物中摄取，如鱼肝油、蘑菇、蛋黄和动物肝脏。维生素 D 对维持正常的血液钙和磷酸盐水平很重要，这是身体所有细胞的正常功能所必需的。此外，维生素 D 能够促进钙、磷在肠道的吸收，促进骨骼硬化，构成健全的骨骼与牙齿。在哺乳期，这种后天储备形成了婴儿出生后几个月维生素 D 的主要来源。

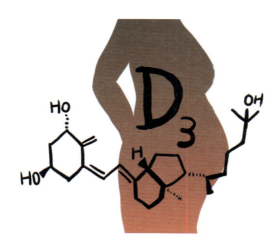

如何补充维生素 D？

中国营养学会推荐孕妇每天膳食维生素 D 摄入量为 10 微克，补充维生素 D 可以通过膳食来源和维生素 D 制剂。常见的含维生素 D 的食物有：①动物肝脏，如鸡肝、鸭肝、猪肝、牛肝、羊肝；②各种富含油脂的鱼类，如鲱鱼、三文鱼、金枪鱼、沙丁鱼、秋刀鱼；③各种蛋黄，如鸡蛋黄、鸭蛋黄、鹌鹑蛋黄。

相比之下，维生素 D 最便捷的来源当属最天然的阳光，它会让皮肤中的 7- 脱氢胆固醇变成维生素 D，进而促进体内钙的利用。

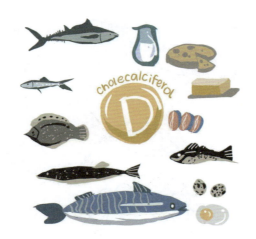

维生素 D 补充越多越好吗？

有研究报道孕妇补充大剂量维生素 D 可以降低子代幼年期哮喘的发病风险，然而长时间过量摄入维生素 D 可能导致维生素 D 中毒，维生素 D 中毒的临床表现主要由高血钙引起。具体表现如下。

（1）高钙血症：体内维生素 D 过量会导致高钙血症，即血液中的钙水平高于正常水平。高水平的维生素 D 会导致人体吸收的钙增加，这会引起一系列并发症，如食欲减退、精神错乱、高血压、胸痛、烦躁不安和焦虑。

（2）肾损伤：维生素 D 过多会导致肾脏受损。这是因为过量的维生素 D 会增加血液中的钙水平，从而导致肾损伤，肾衰竭患者服用维生素 D 后可出现高钙血症、高钙尿或肾钙质沉积。

（3）骨骼问题：维生素 D 过量会导致骨质疏松和骨骼变脆，症状是骨痛，严重的背部或关节疼痛，骨折的风险增加。

然而，很少有证据表明育龄期女性和孕妇摄入大量维生素 D 有害，有害案例多由防治佝偻病时错误诊断和过多摄入维生素 D 导致，过度暴露在阳光下并不会导致维生素 D 中毒。

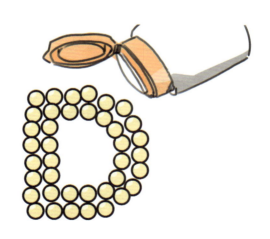

如何补充维生素 A？

维生素 A 只存在于动物性食品中，植物中的胡萝卜素被人体吸收后，可在体内转变为有生理活性的维生素 A。原来没有维生素活性，在体内能转变为维生素的物质称作维生素原，如胡萝卜素就是维生素 A 原。维生素 A 又称视黄醇或抗眼干燥症维生素，在烹调过程中对热稳定，遇氧则易被氧化，紫外线可促进氧化破坏。维生素 A 溶于脂肪或脂肪溶剂，不溶于水。

维生素 A 参与视觉功能、生殖系统、机体免疫和代谢、骨骼发育、胚胎器官生成等多种生理过程。维生素 A 的安全摄入量范围较小，如果缺乏可致视觉功能损伤、生殖发育异常等。过量摄入动物源性的维生素 A 会产生明显毒性反应，孕妇和婴幼儿对维生素 A 过量较为敏感，导致流产或发育异常。

联合国粮农组织和世界卫生组织不建议服用维生素 A 制剂用于改善妊娠期和围产期结局，可以通过日常膳食补充，维生素 A 缺乏的孕妇建议每天维生素 A 的摄入总量应限制在 3000 微克视黄醇当量（10000 单位）以下，以减少胎儿畸形的危险。中国营养学会《中国居民膳食营养素参考摄入量（2023 版）》推荐育龄期和妊娠早期女性每天膳食维生素 A 摄入量为 700 微克视黄醇当量。

各种动物的肝、鱼肝油、鱼子、全奶、奶油、禽蛋等是维生素 A 的最好来源；胡萝卜素来源于有色蔬菜，如菠菜、苜蓿、豌豆苗、红心甜薯、胡萝卜、辣椒、冬苋菜等蔬菜，杏子和柿子等水果。

由于维生素 A 是脂溶性维生素，过量服用不能随尿液排出体外，易在体内大量蓄积。动物实验结果显示，实验动物在妊娠期使用大剂量维生素 A，胎儿可发生多种畸形。因此，妊娠期如维生素 A 缺乏需进行较大剂量补充时，应在医师的指导下进行。

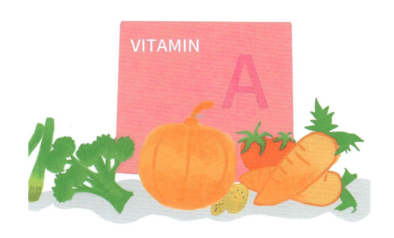

备孕期为什么要多吃水果和蔬菜？

备孕期要多吃水果和蔬菜，首先是为了保证胎儿正常生长发育对维生素的需要。

水果和蔬菜中不但含有大量的水溶性维生素，而且含有脂溶性维生素，这些维生素都是胎儿生长发育所必需的营养素。孕妇如果缺乏这些营养素，就有可能导致子代出生缺陷。

孕妇维生素 C 摄入不足会增加流产的风险。孕妇叶酸缺乏会增加神经管畸形的风险。动物实验证明，维生素 A 缺乏可以导致胎儿无眼、唇裂、肾脏异位等先天畸形；孕妇维生素 E 缺乏可能发生多发性先天畸形，包括颅脑畸形、无脑畸形、脐疝、脊柱侧凸、唇裂、并指畸形等。

　　蔬菜和水果中含有大量的水溶性维生素，绿色蔬菜、番茄、酸枣等含有丰富的维生素 C，菠菜还是叶酸的主要来源。蔬菜也是维生素 A 和维生素 E 的重要营养来源，如胡萝卜、菠菜、豌豆苗含有较多类胡萝卜素，具有维生素 A 的活性；新鲜蔬菜中维生素 E 含量较高。

　　孕妇要多吃水果和蔬菜的另一个重要原因是孕妇体内特殊的生理改变，很容易发生便秘。水果和蔬菜中的粗纤维和果胶对减少便秘、维持正常代谢非常重要。另外，新鲜的水果、蔬菜富含维生素 C 和维生素 E，具有阻断对胎儿有害的亚硝基化合物合成的作用。

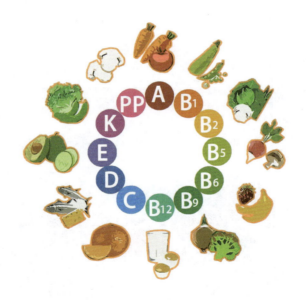

5 补充适量的碘，避免碘缺乏

备孕期如何补碘？

碘是合成甲状腺激素不可缺少的微量元素，为避免妊娠期碘缺乏对胎儿智力和体格发育产生的不良影响，备孕女性除选用碘盐外，还应每周摄入 1 次富含碘的海产品。世界卫生组织建议育龄期女性每天碘摄入量为 150 微克。

首先，要从思想上认识缺碘的危害性，做到对自己体内是否缺碘心中有数，常见的做法是备孕期关注自身营养状况。有条件的女性可以到妇幼保健机构进行尿碘的检测。

其次，要吃加碘盐，或者多吃含碘量高的食物。因为人体需要的碘 80%~90% 来自食物，含碘量高的食物有海鱼、海带、紫菜、裙带菜、海参、蚶、蛤、蛏子、干贝、海蜇等海产品。

再次，每餐的进食量不能太少，蛋白质、脂肪、维生素的

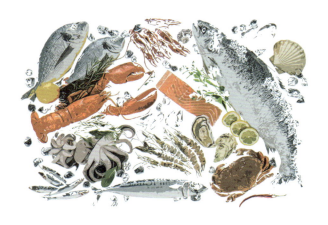

摄入应合理，也就是说，鱼、肉、蛋、肝、水果、蔬菜都要吃点儿，合理的膳食可促进碘在体内的吸收利用。

最后，在碘缺乏区必要时还要在医师的指导下服用碘丸。

食用碘盐为何是最佳补碘措施？

（1）最方便：人们每天都要吃盐，如果盐里加入碘，每天吃盐时也补充了碘，既不改变人的日常生活，也不必像吃药似的每次记住吃了没有，只要一日三餐正常吃喝就自然而然可以把碘摄入体内。

（2）最经济：人们每天都吃盐，即使口味重，每天吃盐也不过几克。即使每个月吃500克盐，也不需要多少支出。

（3）最安全：一般来说，人对碘的需要量是：学龄前期儿童（0~59月）每天需要约90微克，学龄期儿童（6~12岁）每天需要约120微克，大于12岁青少年及成年人每天需要约150微克，妊娠及哺乳期女性则每天需要约250微克。正常情况下，人摄入的碘大约有80%由尿排出，因此，每天食用碘盐不会引起碘中毒，担心吃碘盐吃出碘中毒是没有必要的。

（4）确实有效：人类采用食用碘盐预防碘缺乏病已有逾百年的历史，各国经验都表明食用碘盐是防治碘缺乏病的有效措施。

我国自1954年起，在陕西和河北省缺碘地区试用加碘食盐的办法来防治地方性甲状腺肿，取得显著效果，以后又将此法逐步推广到全国各地，取得了显著效果。

食用加碘盐要注意些什么？

碘盐是用原盐采取一定技术工艺掺入碘酸钾混合而成的。

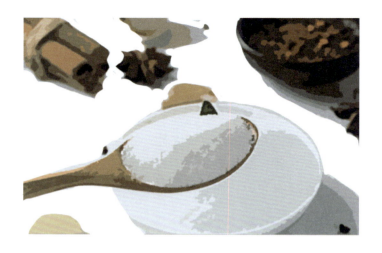

由于碘酸钾是相对不稳定的化合物，受热、光晒及风吹后极易氧化为分子碘而挥发，使食用碘盐中的碘含量减少，甚至失去效用。因此，家庭食用碘盐要注意以下事项。

（1）买真货，现吃现买。食用碘盐补碘、消除碘缺乏病是一件关系国计民生的大事。国家规定加碘食盐是专卖品，购买时还应注意塑料袋包装是否严密，是否印有加碘的防伪标志，是否在有效期内。每次不必购买太多，最好是现吃现买，尽量不要久存之后才食用。

（2）碘盐应存放于干燥、阴暗、不受潮、不受太阳直晒和不受高温烘烤的地方。贮存罐需用不透明的陶瓷坛、罐，或用深色不透光的带盖玻璃器皿。每次用后应及时加盖，避免碘挥发。

（3）正确使用。我国许多地方的人喜欢在炒菜时用盐爆锅，认为这样做出的菜香醇可口，殊不知加热爆锅会使碘盐中的碘受热挥发，因此是不科学的。碘盐的正确使用方法为在汤、菜、饮食即将做好，或已经做好后添加；尽量避免用碘盐爆锅、长炖、久煮。

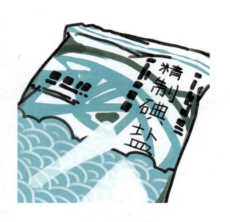

补碘越多越好吗？

缺碘可以引起很多疾病，那么是不是补碘越多就越好呢？实际情况并非如此，人体对碘的需求有一个上限，摄入的碘过多，同样会造成危害。一次性接受大剂量的碘制剂或长期服用含碘药物可以引起碘过敏或碘中毒。例如，20 世纪 70 年代，我国提倡局部注射碘酊来治疗甲状腺肿，就曾出现过很多碘过敏的病例。

碘过敏的主要症状为荨麻疹、血管神经性水肿、支气管痉挛，甚至出现休克，还可以出现鼻炎、结膜炎、皮肤溃疡等。急性碘中毒的主要表现为恶心、呕吐、流涎、腹泻等。慢性碘中毒主要表现为口内有不愉快的黄铜味或碘味、口咽烧灼感、唾液腺肿胀、分泌物增加，皮肤表现为粉刺样损害或疱状皮疹。另外，还可出现胃肠道刺激症状。

摄入碘过多还可诱发高碘性甲状腺功能亢进，表现为甲状腺功能亢进的典型症状，但无突眼症，停止接触碘后症状消失。此外，高碘可能影响儿童身体和智力发育。高碘还可能与甲状腺癌有一定的关系。

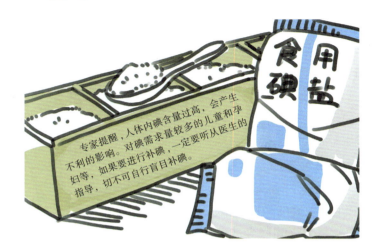

专家提醒，人体内碘含量过高，会产生不利的影响。对碘需求量较多的儿童和孕妇等，如果要进行补碘，一定要听从医生的指导，切不可自行盲目补碘。

6 定期补锌，预防锌缺乏

为什么备孕期女性容易发生锌缺乏？

锌是一种微量元素，存在于许多食物中，尤其是肉类。它在促进人体生长发育和免疫方面起重要作用。它不会储存在体内，因此需要定期食用来预防缺锌。孕妇缺锌的影响尚未明确确立，有研究提示，孕妇血清锌水平下降与低体重儿和早产的风险增加有关。

造成锌缺乏的主要原因有 4 个方面。

（1）锌摄入量不足：我国人民的膳食结构是以谷类食物为主，在谷类食物中锌的生物利用率很低，仅为 20%~40%。此外，锌不能储存在体内，因此对锌的需求必须通过饮食摄入来满足。

（2）锌需要量增加：在孕妇中，锌的平均生理需要量估计在妊娠晚期增加1倍，在哺乳期几乎增加3倍，因此，许多孕妇都有潜在的缺锌风险。

（3）锌吸收不良：影响锌吸收的主要物质是植酸，它在肠道内和锌形成不溶性的盐。大量的食物纤维素对锌的利用也有影响。慢性消化道疾病也可影响锌的吸收利用。此外，常规补铁可能会通过竞争锌的吸收来妨碍对锌的利用。

（4）锌丢失过多：如肾病综合征、溶血性贫血应用利尿剂、类固醇、腹膜透析等。铁、钙摄入过多也会使锌的丢失风险增加。

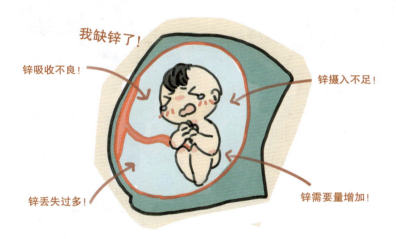

如何保证体内不缺锌？

世界卫生组织不建议将补充锌作为常规孕前保健的一部分。鼓励和支持孕妇获得充足的营养最好的办法是健康、均衡地饮食，并参考关于健康饮食的准则，原则如下。

（1）经常吃动物性蛋白质食品。动物性食品中锌含量均较丰富，其中包括乳类、鱼、肉、肝、肾及牡蛎等海产类食品，产妇的初乳是锌的优良来源。

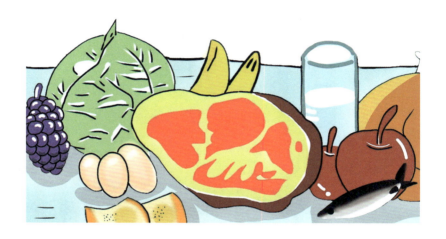

（2）多食用大豆制品、粗粮等糙米、粗面粉中含锌较多，而精米、精面中含量明显减少。

（3）多食用栗子、核桃、花生、瓜子等带皮壳的坚果类食品。

（4）如果缺锌严重，要在医师指导下服用含锌的药物，如葡萄糖酸锌、硫酸锌、醋酸锌等，备孕期女性和孕妇可优先选用。

（5）含锌的药物与蛋白质食物（如肉类、牛奶等）同服，可提高锌的吸收率。

需要注意的是，服锌过多也有不良反应，如长期大量口服锌制剂，可引起腹痛、腹泻、胃出血、类似上呼吸道感染或肺炎，还可造成顽固性贫血、肾损伤等。服锌时尽量同时服用铁、钙制剂，这是因为长期服用锌后，会减少铁、钙的利用和吸收。

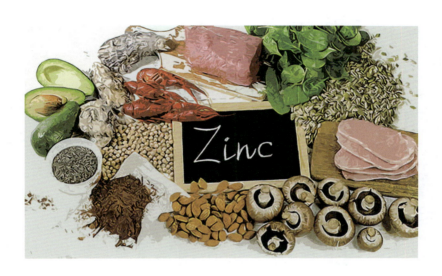

7 妊娠期应注意补钙，预防钙缺乏

备孕期要不要补钙？

钙是人体重要的营养素之一，是人体内最为丰富的矿物质，是牙齿和骨骼最主要的组成部分，血液中的钙能协助血液凝固、肌肉收缩、心脏跳动、神经以及大脑的思维活动。据中国营养学会《中国居民膳食营养素参考摄入量》公布的数据，成年人每天钙的摄入量应达 800 毫克。而卫生部门全国规模的营养调查表明：中国人普遍缺钙，摄入量仅为人体所需的 40%~50%。

怀孕期间，胎儿生长需要大量营养，而且这些营养都需要从母亲体内获得，因此，妊娠期所需钙含量确实比平时要多。如果孕妇没有摄入足够的钙，孕妇骨骼和牙齿缺钙，会引起腰腿疼痛、骨痛、手足抽搐、牙齿松动甚至脱落等症状；会影响孕妇的神经系统，增加神经兴奋度，造成肌肉抽搐。因此，世界卫生组织推荐在膳食钙摄入量低的人群中，建议孕妇每天补充钙（1.5~2.0 克）。

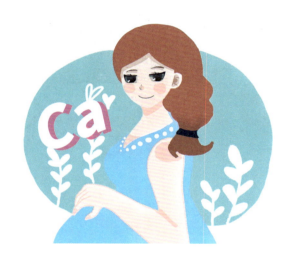

备孕期如何补钙？

中国营养学会推荐妊娠早期妇女每天膳食钙的摄入量为 800 毫克。可以通过膳食和钙补充制剂来补钙。富含钙的食物有：①牛奶及其制品，如酸奶、奶粉、奶酪、豆奶；②蔬菜，如大豆、苋菜、芥菜、海、木耳、紫菜、豆芽、白萝卜、胡萝卜；③带壳海鲜类，如虾皮、贝壳、螺类。

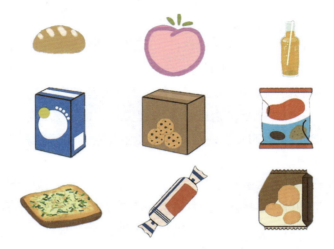

同时，晒太阳利于钙的吸收。晒太阳能促进维生素 D 的产生，而维生素 D 能够促进钙的吸收和利用。如果需要补充钙片，最好在用餐时间服用。此时分泌的胃液能帮助解离出更多钙离子，使身体更好地吸收钙。此外，铁和钙在小肠内吸收时可能会相互竞争，因此，这两种营养素最好相隔数小时服用，而不是同时服用。

8 适当补铁，消除贫血

孕前消除贫血的重要性

缺铁或贫血可影响妊娠成功和母婴健康。育龄期女性是铁缺乏和缺铁性贫血患病率较高的人群，世界卫生组织全球健康监测数据显示，2011 年中国有 19% 的育龄期女性患有贫血。正常成年女性体内储存铁量为 0.3~1.0 克，但育龄期女性因生育和月经失血，体内铁储备通常不足。

　　孕前和妊娠早期缺铁或贫血，可影响妊娠结局和母婴双方的健康：①导致流产、胎儿生长受限及低体重儿，还会使孕妇更易发生妊娠期缺铁性贫血；②导致胎儿肝脏储存的铁量不足，影响婴儿早期血红蛋白合成从而引起婴儿贫血；③影响胎儿脑内多巴胺 D_2 受体的产生，对胎儿及新生儿智力和行为发育产生不可逆的影响。

　　由于孕妇对铁的需要量显著增加，而且良好的铁营养状况是成功受孕的必要条件，故从计划怀孕开始，如发现患有贫血，先要查明原因，确定是哪种原因引起的贫血，然后进行治疗，等到贫血或铁缺乏得到纠正后再怀孕。

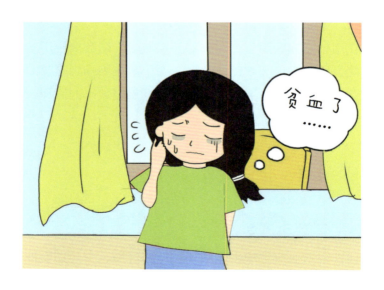

如何判断自己是缺铁性贫血？

轻度贫血或体内铁储备不足的症状并不明显，可表现为疲劳、体能降低、手足冰凉、抵抗力下降等，贫血严重者有脸色苍白、乏力、心悸、头晕、呼吸困难和烦躁等表现。血红蛋白减少之前储存铁即可耗尽，故尚未发生贫血时也可出现疲劳、易怒、注意力下降及脱发等铁缺乏症状。通常可采用以下指标初步判断是否缺铁性贫血。

（1）血红蛋白：世界卫生组织推荐，成年女性血红蛋白浓度 < 120 克 / 升时，可诊断为贫血。根据血红蛋白水平分为轻度贫血（110~119 克 / 升）、中度贫血（80~109 克 / 升）、重度贫血（50~79 克 / 升）。

缺铁性贫血的症状

 皮肤苍白，易疲倦，气短，头晕

 异食癖

 口角炎，舌炎，舌乳头萎缩，舌表面光滑，灼烧感和发红

 指甲变薄，易碎裂，失去光泽，反甲（匙状甲）

 吞咽困难（严重者）

 毛发干枯，脱落

（2）血清铁蛋白浓度：中华医学会围产医学分会建议，血清铁蛋白浓度 < 20 克 / 升可判断为铁缺乏。铁缺乏的高危因素包括曾患过贫血、多次妊娠、在 1 年内连续妊娠及素食等。存在高危因素的孕妇，即使血红蛋白正常也应检查是否存在铁缺乏。贫血患者血清铁蛋白 < 20 克 / 升时应考虑缺铁性贫血。血清铁蛋白 < 30 克 / 升即提示铁耗尽的早期，需及时治疗。在感染时血清铁蛋白也会升高，可检测 C 反应蛋白以鉴别诊断。

如何补铁？

世界卫生组织建议孕妇每天口服补充 30~60 毫克铁元素和 0.4 毫克叶酸，以预防产妇贫血、产后败血症、低体重儿和早产。孕妇可根据自身情况选择通过食物或补缺剂来补铁。

（1）吃含铁丰富的食物：动物血、肝脏及红肉中铁含量及铁的吸收率均较高，建议一日三餐中应该有瘦肉 50~100 克，每周食用一次动物血或畜禽肝肾 25~50 克。在摄入富含铁的肉类、动物血及肝脏时，可同时摄入含维生素 C 较多的蔬菜和水果，如土豆、绿叶蔬菜、菜花、胡萝卜和白菜等，可提高膳食铁的吸收与利用率。牛奶及奶制品可抑制铁吸收，其他抑制铁吸收的食物还包括谷物麸皮、谷物、高精面粉、豆类、坚果、茶、咖啡、可可等。

（2）如果出现缺铁性贫血，仅通过食物难以补充足够的铁，通常需要在医师的指导下补充铁剂，口服补铁剂有效、价廉且安全。中华医学会围产医学分会建议诊断明确的缺铁性贫血的孕妇每天应补充铁 100~200 毫克；非贫血孕妇如果血清铁蛋白 < 30 克 / 升，则应每天摄入铁 60 毫克，治疗 8 周后评估疗效。

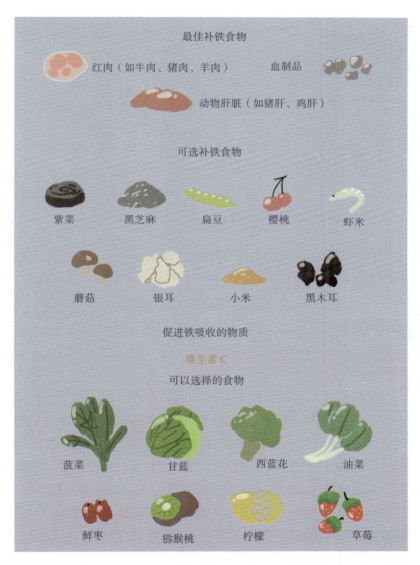

最佳补铁食物

红肉（如牛肉、猪肉、羊肉）　　　血制品

动物肝脏（如猪肝、鸡肝）

可选补铁食物

紫菜　　黑芝麻　　扁豆　　樱桃　　虾米

蘑菇　　银耳　　小米　　黑木耳

促进铁吸收的物质

维生素C

可以选择的食物

菠菜　　甘蓝　　西蓝花　　油菜

鲜枣　　猕猴桃　　柠檬　　草莓

（刘春毅　黄海明　庞梓溪　靳　蕾）

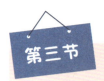

第三节

孕前运动和体重管理

1 适当运动对受孕好吗？

科学家已经证实，久坐和缺乏身体活动是不孕症的独立危险因素，计划怀孕前夫妻双方进行适宜的、有规律的体育锻炼，不仅能强身健体，改善内分泌功能，而且能提高精子和卵子质量，促进优生。

运动可以全面改善身体素质

坚持适量运动可以改善心肺功能。首先，运动不仅可以使心脏收缩更有力，增强血管舒缩功能，提高心脏每次搏动射出的血液量，向全身输送更多的血液，还可以使血液中的红细胞及血红蛋白的含量增加，提高血液的含氧量。其次，运动可以增加肺活量，增加肺部血液流动的速度，促进肺的通气和换气，提高呼吸系统功能。再次，坚持适量的运动能够改善神经系统的功能。运动能够促进脑部的血液循环，增加脑部的供血量，使大脑细胞更兴奋，增强大脑的活力，使大脑变得更加敏捷，机体反应更加迅速，动作更加准确协调。最后，运动还可以增加机体对不良环境的适应力及耐受力，降低备孕期间的患病概率，提高孕前整体身体素质，为下一代提供较好的遗传基础，促进宝宝健康。

运动可以调理内分泌功能

内分泌失调是由体内激素水平调节异常导致一类健康问题，与人体整体抵抗力下降、精神心理压力过大、睡眠不佳等有关。适量运动可以加快新陈代谢，调节内分泌系统功能，促进激素协调分泌，改善睡眠，改善精神压力和情绪，在一定程度上缓解内分泌失调。此外，适量运动还可以促进性激素的分泌，有利于受孕。

运动可以提高精子和卵子的质量

良好的精子和卵子质量是受孕及优生的基础。一方面，女性在孕前适当的运动，可以调节机体代谢，提高性功能，增强体质，增强机体免疫力及抗病能力，促进卵泡发育，进而提供更高质量的卵子。另一方面，男性在孕前加强身体锻炼，可以使身体处于最佳状态，促进生殖系统的血液循环，有利于睾丸处于较低的温度，促进精子发生，提高精子活力。夫妻双方同时进行有计划的运动健身，可以提供优秀的卵子和精子，从根本上提高精子和卵子的质量。

运动可以改善妊娠结局

孕前适量运动在提高备孕夫妻的身体素质、改善内分泌功能，提高精子和卵子质量的基础上，进一步为胚胎的生长和发育提供良好的子宫环境，有利于受精卵的顺利着床，降低孕早期流产率。女性良好的孕前体质，可以提高妊娠期的耐受能力、抗病能力，减少妊娠期并发症的发生。孕妇在孕前进行一定量的腰腹运动，可以强健腰腹核心力量，增加肌肉质量和关节的稳定性，促进骨盆肌力协调，对胎儿娩出及产妇生产后的体形恢复均有一定的帮助。

2 孕前运动计划有多重要？

凡事预则立，不预则废。一份良好的运动计划，不仅有助于合理地安排运动，还有利于坚持运动，达到事半功倍的效果，唯有持之以恒，才能日积月累彰显出运动的各种益处。孕前运动计划，至少要在孕前 3 个月开始。

计划的制订要考虑可行性、可持续性。在刚开始运动的前几天，重要的不是关注动的强度和力度，而是建立起规律的运动习惯，循序渐进。应避免一开始对运动本身要求太高，当达不到要求或很难达到要求时，就会打击运动的信心，影响运动计划的持续执行。

制订运动计划时，最好规划夫妻双方都能参与的运动，一方面夫妻双方可以相互支持、相互监督，起到相互帮扶的作用，有助于坚持运动。另一方面，夫妻一起参加锻炼，可以增加夫妻的互动和情感交流，对夫妻双方身心均有益，能得到更好的运动效果。如果客观原因导致夫妻双方不能同时参加锻炼，也可以分开锻炼，夫妻可以通过及时交流锻炼的心得，从精神上相互支持，鼓励彼此坚持运动。

3 有氧运动——最适合备孕的运动

为什么说有氧运动是最适合备孕的运动？

有氧运动是指人体在氧气充分供应的情况下进行的体育锻炼。身体运动所需要的能量主要来源于有氧代谢，也就是说，在运动的过程中人体吸入的氧气与需求的氧气量相等，从而达到生理上的平衡。有氧运动能将人体内的糖分充分分解，消耗体内脂肪，还能增强和改善心肺功能。有氧运动的特点是有节奏、强度较低、持续时间较长的运动，要求每次锻炼 30~60 分钟，每周坚持 3~5 次。常见的有氧运动项目包括散步、慢跑、滑冰、游泳、骑自行车、打太极拳、跳健身操、做韵律操等。

有氧运动是目前公认的最适合备孕的运动。由于有氧运动是以充足的氧气交换带动全身器官的活动，能够增加血液循环和机体代谢，增加肺活量和摄氧量，提高心肌的收缩能力，增加骨骼密度，促进体内脂肪的分解，增进食欲，增加抗病抗衰老能力，既可以避免运动伤害，又可以调理身体，为孕育健康宝宝打好基础，因此非常适合备孕的夫妻，尤其对于工作繁忙、运动量不达标的夫妻来说，这种运动方式非常合适，也更容易被接受。

有氧运动的衡量标准是运动时的心率，心率保持在 150 次 / 分为有氧运动，此时血液可以为心脏提供充足的氧气。在进行有氧运动时，由于肌肉收缩需要大量的氧气和营养，心脏的收缩次数会随之增加，每次输出的血液量也比平时增多。同时，身体对氧气的需求量也会相应增加，呼吸次数也比平时增多，肺部的扩张程度也会变大。当运动持续的时间比较长时，肌肉长时间处于收缩状态，心脏就必须努力向肌肉提供氧气，同时带走肌肉产生的废物。这种持续性需求，能够提高心肺耐力，从而改善身体的血液供应，降低发生心脏病的概率，全面改善身体素质。因此为了将来小宝宝的健康，有氧运动是很有必要的。

哪些运动属于有氧运动？

（1）慢跑：是一种中强度有氧运动，被称为"有氧代谢运动之王"。它不需要借助任何运动器械，不需要受时间、地点的限制，并且运动效果较为明显，因此适用人群较为广泛。慢跑时的机体供氧量比静止时多 8~10 倍，能使心脏和血管得到一定的刺激，增强心肺的功能和耐力。慢跑可提高机体代谢功能，调节大脑皮质功能，使人精神愉快，促进胃肠蠕动，增强消化功能。慢跑还可以增强腿部力量，对全身肌肉，尤其是对下肢的关节、肌肉有明显的锻炼效果。不经常运动的人，起初可以少跑一些，或隔天跑一次，第一次不宜超过 20 分钟。刚开始可以走跑结合、快慢结合，经过一段时间的锻炼，等机体逐渐适应后，运动的距离、速度及时间再逐渐增加，最终慢跑目标距离以每次 2500 米为宜。跑步时，动作应自然放松，呼吸应深长而有节奏，不憋气，跑步的速度应均匀且不宜太快。备孕的男女性跑时不宜太累，否则会影响月经周期及排卵规律，反而影响受孕。以主观上不觉得难受、不大喘气、不面红耳赤、能边跑边说话为宜。慢跑是一种轻松愉快、自由自在的运动，有条件的夫妻可以一起跑步，有利于身心舒畅、受孕优生。

（2）散步：是一种简单易行、行之有效的运动养生方法，不受年龄、性别、体质及场地的条件限制，随时随地皆可进行，因此受到人们的钟爱。散步时四肢和全身自然而协调的动作，可使全身得到适度的锻炼。散步时应从容和缓，不宜匆忙，更不宜使琐事充满头脑，以达到解除大脑疲劳、益智养神的目的。悠闲的情绪、愉快的心情，不仅可以提高散步兴致，也是散步养生的一个重要条件。怀孕前夫妻双方坚持散步，以轻松悠闲的情绪愉快地健身，能为健康受孕提供良好的条件。

（3）游泳：备孕女性更适合游泳锻炼。首先，游泳时水的浮力可以减轻人体90%的体重，因此可释放关节压力。水的压力、阻力和浮力对人体是一种极好的按摩，对医治因肥胖带来的一系列疾病有良好的效果，而且肥胖者的心血管系统负担也不会过大。试验证明，游泳还能有效缓解大脑的紧张程度，并降低血管平滑肌的敏感性，有预防和治疗高血压的作用。其次，游泳可以使呼吸肌如胸肌、膈肌和肋间肌等得到锻炼，改善肺功能，强身健体。最后，游泳还可以减轻心脏和脊柱负担，水的刺激和压力可改善机体供血状况，促进血液循环，提高身体功能。

（4）跳绳：跳绳是一种非常好的运动方式，是一种低耗时、高耗能的有氧运动，不间断地跳绳10分钟与慢跑30分钟消耗的热能差不多。跳绳可有助于女性输卵管等生殖器官的生长发育，增强心、肺、神经内分泌及运动系统等的功能，增强体质，减少异位妊娠，对分娩也有一定益处。跳绳要循序渐进，开始时从1分钟做起，1分钟跳绳，1分钟休息，之后再2分钟、3分钟休息。应注意怀孕期间不适合跳绳运动，同房后和可疑怀孕时不宜进行跳绳运动。跳绳前应准备质地软、重量轻的高帮鞋，选择软硬适中的场地，不应在硬水泥地上跳绳，落地时要避免足跟着地，防止踝关节、膝关节损伤。跳绳运动也适宜孕前夫妻二人共同参与，通过变换跳绳方法，会使心情更愉快，运动更有趣，有利于感情的和谐。跳绳前还应先做腿部、腕部、踝部准备活动，跳绳后则可做些小腿拉伸的动作，可以避免肌肉损伤。

（5）瑜伽：瑜伽是一种比较舒缓的运动，通过瑜伽锻炼可以有效地提高自身的新陈代谢，能够使一些慢性疲劳综合征慢慢消失。瑜伽练习的本质是精神和肉体的统一，通过练习瑜伽，能刺激身体的能量穴道，男女双方可以平衡和协调阴阳的能量。通过连续、有节奏的呼吸，能量在穴道间运行。女性体内有一组性核心肌群（"PC"肌群），在性交过程中"PC"肌群的力量和性高潮有直接的关系，加强"PC"肌群的锻炼会增强夫妻双方的性快感，而部分瑜伽练习可以针对"PC"肌群进行训练。长期这样锻炼，有助于拥有和谐的性生活，有利于受孕。但在练习瑜伽需要注意尽量避免高难度动作，防止受伤。

4 能提升受孕能力的运动有哪些？

养肾操

肾是人的"先天之本""生命之根"，中医讲肾藏精，主人体生长发育和生殖，肾气不足，不能摄精成孕，而致不孕症。中医治疗不孕症大多以补益肾气（滋肾、温肾）为主。因此要想生一个健康聪明的宝宝，在孕前一定要注意养肾，肾健康是优生的基础。肾中精华充实，则身体强壮，精神焕发；肾亏不足，则筋骨懈惰，命折寿夭，无论男女均是如此。备孕夫妻可选择养肾操来补肾健肾。

（1）抛空：盘腿坐下，左侧手臂自然屈肘放于左腿之上，右臂屈肘，手心向上，右手做抛物动作3~5遍，做抛物动作时，手向上空抛，动作可略快，手向上抛时吸气，收回时呼气，同法右臂自然放置于右腿上，同样的方法换左手上抛。此动作可活动筋骨、畅达经脉，同时使气归于丹田。

（2）荡腿：坐于椅子或床边，端正坐立，双腿自然下垂，先缓慢左右转动身体3次，再两足悬空，两小腿前后摆动10次左右。做动作时全身放松，动作要自然、缓和，转动身体时，躯干要保持正直，不宜俯仰。此动作可活动腰膝，益肾强腰。

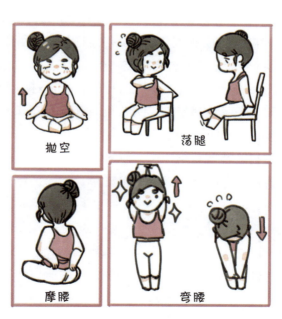

（3）摩腰：端正坐立于床上或椅子上，宽衣、松开腰带，先将双手搓热，以略微发热为宜，再将双手放于腰部，上下搓摩，直至腰部感觉发热为止。腰部有督脉之命门穴，以及足太阳膀胱经的肾俞、气海俞、大肠俞等穴，此法可起温肾健腰、舒筋活血等作用。

（4）弯腰：先直立，双脚脚跟脚尖并拢，两手交叉上举过头，手心向上，之后弯腰，双手触地，继而下蹲，双手抱膝，默念"吹"但不发出声音。连续做 10 次，可固肾气。

按摩腹股沟

腹股沟是指腹部与大腿连接的区域。腹股沟是一个比较薄弱的部位。男性的精索中有运输精子的管道——输精管，供应营养的血管、支配行动的神经都穿行于此。因此，腹股沟是向精囊输送精子的"交通要道"。腹股沟也是女性生殖器官中血管、神经及淋巴的重要通道。按摩腹股沟，对女性生殖器官有较好的保健作用。因此，正确地按摩这个部位，能有效促进血液循环，改善局部的血供，进一步完善神经调控，对提高精子的活力及精子和卵子质量都有不错的效果。具体的按摩手法为平卧后，顺着腹股沟的方向，自下而上地按摩 30~50 次，力度中等，以感觉腹股沟区稍微发热为止，每周坚持 3~5 次比较适宜。这个部位很薄弱，是腹股沟疝的高发部位。因此，对这个部位的按摩切忌过度用力。

骨盆运动

女性的骨盆是天生为分娩设计的，一般比男性的更宽、更浅，这样分娩时胎儿的头和身体才易于通过。骨盆作为脊椎的

"底座"，对脊椎的正常运动有很大的影响，在行走过程中，骨盆的运动情况将影响肩部的对称运动和头部的稳定性，为了将来更好地孕育健康的宝宝、顺利分娩，在孕前就应该开始做骨盆操。

（1）骨盆前后运动：站立位，双足分开同肩宽，保持上半身不动，只动下半身，做足跟提起放下的动作，重复做这个动作10次。

（2）骨盆左右运动：站立位，双手各扶同侧骨盆，之后让骨盆平转，即左边骨盆向前同时右边骨盆向后，然后反过来做，注意两侧骨盆同时运动。

（3）骨盆扭转运动：平躺在床上，双手伸直放在身体两旁，

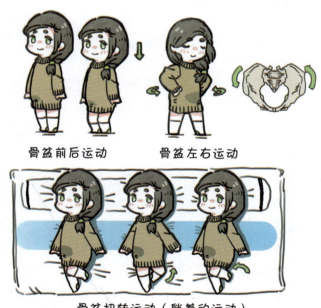

骨盆前后运动　　　骨盆左右运动

骨盆扭转运动（躺着的运动）

右腿屈膝，右足心平放在床上，膝关节缓慢向右侧倾倒。收回后，左侧做同样的动作。

总的来说，以上运动各有优点，备孕夫妇应根据自己的喜好进行规划，可在全面提高身体素质的基础上，重点加强有助于受孕的运动。适度健身运动，对受孕及妊娠有许多益处，但运动应适可而止，不能过度。已经有研究表明，女性如果过度锻炼健身，会导致闭经，不孕的概率也比适度运动者高3倍。国外的一项长达10年的调查发现，有两类人容易不孕：一是每天进行大量运动的女性，二是每次运动耗尽全部体力的女性。因此备孕期间锻炼要适度。

5 如何进行孕前运动的选择？

运动类型的选择

运动虽然对身体有诸多益处，但不当的锻炼也会使机体受到伤害，因此在运动方案选择时，应因人而异。首先，考虑运动的最大收益，要以全身运动为主。其次，要考虑男女双方的身体条件，男女生理特点及体质不同，女性的特点是力量小、耐力相对差，但柔韧性和灵活性较强，因此宜选择健美操、游泳、慢跑、郊游等对体力要求较低的运动。对于男性，最好避免剧烈的运动，剧烈运动会使机体产生大量的乳酸等代谢产物，这些酸性代谢物可以随血液进入睾丸中，引起氧化应激，当氧化应激超出睾丸的代偿，就会对精子产生不利的影响，因此男性应以有氧运动为主。考虑运动的持久性，可以把运动和音乐结合起来，比如健美操，可以使单调、乏味的肢体运动变得生动活泼，运动者容易坚持。

　　另外，女性的盆底肌承受着较大的腹压，而腹压及盆底肌的状态会影响子宫的正常位置，因此，孕前应做腹肌和骨盆底肌的锻炼，可以选择比如仰卧起坐、提肛之类的运动进行锻炼。

运动强度的选择

　　孕前女性不宜选择剧烈运动，特别是冲击力大的运动，比如足球、篮球、骑马等。剧烈运动一方面可能会对生殖器官造成损伤，不利于受精卵的着床；另一方面容易导致身体劳累，影响内分泌系统功能，从而影响受孕。孕前女性运动应以中强度为主，以在运动时心率有明显加快，身体微微出汗，呼吸略有喘但仍能流畅对话为度。《中国人群身体活动指南》推荐 18~64 岁成年人每周进行 150~300 分钟中等强度有氧活动。

运动环境的选择

　　孕前运动环境优选空气好、景色好的平坦地方。景色宜人的环境不仅可以使机体摄入大量的新鲜空气，而且可以陶冶情操，有利于受孕。

运动时间的选择

　　一天中运动时间的选择既不宜过早，也不宜过晚。早上出门锻炼时间越早，天越黑，气温越低，不利于观察周围的环境，容易摔倒，也容易受凉感冒。晚上锻炼的时间过晚，可能会影响入睡。一天中避开进餐后两小时，有 3 个时间段比较适合锻炼。首先，早晨太阳升起后可以进行锻炼，此时也要注意适当保暖，并警惕低血糖；其次，午餐两小时后也可以进行锻炼；最后，如果白天没有时间，那么晚上 7~8 时锻炼也是不错的选择，锻炼后适当休息，有助于睡眠。

孕前锻炼的时间每天应不少于 30 分钟，最多不超过 90 分钟，以 30~60 分钟为宜，每周至少 3~5 次。节假日还可以进行户外的爬山等运动，边运动边观赏风景，有益于身心健康。

月经期运动有哪些注意事项？

对于备孕女性而言，在月经期适当的运动能够改善盆腔内生殖器官的血液循环，减少充血。此外，在健身活动中，还能够促进腹肌和盆底肌肉的收缩和舒张活动，有利于经血的排出。因此月经期健身是有益处的，但应注意以下几点。

（1）减少运动量，可以放慢运动速度、降低运动强度、缩短运动时间。在经期第 1~3 天，根据自己的实际情况选择轻柔、舒缓、放松、拉伸的运动，可以选择散步，冥想瑜伽、初级形体操等运动，也可根据个人情况仅在家做一些简单的伸展动作。经期第 4~5 天，身体开始恢复，此时可以选择强度较低的有氧运动。

（2）避免剧烈的运动和增加腹压的力量型锻炼，如跳绳、跳跃、跑步、俯卧撑、仰卧起坐等，以避免引起经期流血过多或子宫位置改变；还应避免抬腿过高的运动。

（3）避免精神高度紧张的运动事件，如比赛，容易因高度的精神紧张而引起内分泌功能紊乱、月经失调。

（4）在运动过程中如感到头晕、恶心、心悸，或者感到疲劳，发现出血量突增的情况，应立即停止运动。运动后注意保暖，避免因出汗而着凉。

（5）特别提醒，以上是基于大部分女性进行的运动分析，但个别特殊情况的女性不适用，如痛经的女性，应特殊情况特殊分析。

6 运动前需要做哪些准备？

（1）准备舒适的衣服、鞋子，并在运动前适当活动，可以做一些伸臂扩胸、扭腰转体、屈膝压腿、缓步小跑等一系列准备工作，这些可以避免突然的运动对身体局部造成损伤，还可以使身体更好地进入运动状态。

（2）运动前不要吃得过饱，也不宜食用可产生气体的食物。食物进入胃里需要停留一段时间才能完全被消化吸收，如果运动前吃得过饱，导致胃肠膨胀，膈运动受阻，会使呼吸不畅，影响健康。如果食用可产生气体的食物，会影响肠胃运动，造成气体淤积，运动时易产生腹痛。因此像豆类、奶类等产气食物，运动前不宜食用。

（3）锻炼应以心情愉快、不觉疲劳、精神振作为宜。因此在运动前应合理规划运动，运动中应循序渐进地增加强度，良好的运动习惯有利于维持运动的持久性。

7 运动后有哪些注意事项？

（1）运动不宜急停。如果突然停止运动，特别是强度相对较高的运动，全身血液不能及时回流心脏，那么心脏输送给全身器官组织的供血会相应突然减少，人就会产生头晕、恶心、呕吐等症状。因此，在运动后不宜突然停止运动，应继续做一部分放松运动。

（2）运动后不应立即吃东西和洗澡。运动时，血液积聚在四肢的肌肉、皮肤，其他如胃肠等脏器供血相对少，运动后如果立即吃东西，会影响胃肠消化功能。另外，运动后马上洗澡，会导致血液进一步集中到四肢及皮肤，造成大脑、心脏供血不足，容易发生血压下降、虚脱，甚至休克等不适症状。

（3）运动后不宜大量饮水及进食冷饮。运动出汗多，尤其是夏天，容易口渴，但运动后立即大量喝水，会增加消化系统、血液循环系统及心脏的负担。另外，大量汗液的排出，会排出身体内的钠离子，大量喝水容易出现体内的电解质紊乱，出现抽筋、痉挛等现象。应该在运动后先稍稍休息，再适量喝点淡盐水。此外，运动后人体的体温会升高，如果立刻进食冷饮，则容易造成胃肠功能紊乱，出现胃痉挛、胃肠绞痛。

8 体重异常对生育有影响吗？

女性体重异常对受孕和妊娠有什么影响？

女性超重、肥胖或消瘦，都会影响内分泌，不仅对受孕不利，还会增加妊娠期并发症，以及增加婴儿出生后患呼吸系统和胃肠道系统疾病的风险。

当女性体重超过正常范围后，随着体重的增加，皮下脂肪中能够转变成雌激素的物质增多，导致雌激素水平升高，引起雌激素变化的紊乱，女性可能会出现月经失调，甚至闭经，从而大大降低受孕的机会；孕前超重女性在怀孕之后，妊娠期高血压、妊娠期糖尿病、胎儿窘迫等发生率远高于孕前体重正常的女性。孕前肥胖女性会出现阴部多汗、潮湿瘙痒等症状，这些症状会导致女性性欲降低、性淡漠等，从而影响性生活和受孕。

超重、肥胖固然会影响受孕和妊娠，那么是否体重越低越好呢？显然不是。消瘦是一种营养缺乏或失调的表现，消瘦的女性，或者短时间内体重急剧减轻的女性，也会出现体内激素调节功能紊乱，同样会出现月经失调、月经周期变长、经量减少，这也不利于怀孕。因此，育龄期女性，不要为了追求身材苗条而盲目节食，否则不但会使身体过瘦，还会导致内分泌失调、月经失调，影响健康和受孕。

男性体重异常对受孕和妊娠有什么影响？

不仅女性孕前要合理控制体重，男性也要保持正常的体重，这对精子的质量和宝宝的健康也十分重要。一方面，肥胖会影响男性的生育能力，改变男性的内分泌水平，导致男性体内激素的紊乱。与正常体重的男性相比，肥胖男性血液中的雄激素水平较低，雌激素水平较高，这会导致男性性欲下降，勃起功能障碍，影响或干扰精子的质量。另一方面，消瘦、营养不良也会直接影响男性内分泌代谢及精子质量，影响生育能力。

因此，男女体重异常均会影响受孕，应通过合理的运动和健康的饮食控制体重。

如何判断体重是否标准呢？

国际上通常将体重指数作为判断 18 岁以上成年人体重的标准，计算公式为体重指数＝体重（千克）/身高^2（米^2）。不同的人种用体重指数判断超重肥胖的数值不太相同，我国肥胖工作组通过我国人群数据分析并发布了我国的体重判断标准，即 18.5 千克/米^2≤体重指数≤24.0 千克/米^{2}为体重正常，体重

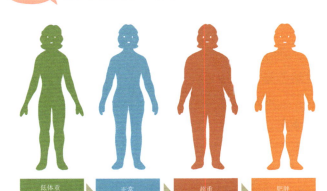

指数 < 18.5 千克 / 米^2 为消瘦，体重指数 ≥ 24.0 千克 / 米^2 为超重，体重指数 ≥ 28.0 千克 / 米^2 为肥胖。当体重指数 ≥ 24.0 千克 / 米^2，人们患糖尿病、高血压等多种慢性病的发生率会显著增加。有研究显示，体重指数数值每增加 2，冠心病和缺血性脑卒中的发生率分别升高 15.4% 和 18.8%。

9 如何科学地管理体重？

测量体重的正确方法

首先，应选择一个时间段，每次在同一时间段测量可减少误差，时间一般选择晨起排尿后。其次，测量频率不宜太频繁。如每天都测体重其实没有什么意义，变化的一般是身体的水分；时间太长又不能达到及时监测体重的目的，因此一般每周测量 1 次为宜。在测量体重前，要将体重秤放在平坦的硬地面上，其次需要脱去鞋帽外套，每次穿相似厚度的单衣，取出兜内的钱包、手机等物品，测量者平静站立在体重秤上，保持身体正直放松，双臂自然下垂于身体两侧，读取体重秤的数值即可。养成监测体重的习惯，可以帮助测量者及时了解自身体重变化，并及时控制体重。

超重和肥胖者怎么办？

超重、肥胖的备孕期男女性，最好在怀孕 3 个月之前，制订合理的饮食及锻炼计划。饮食方面减少高热量、油腻及甜食，如肥肉、油炸食品、面食、米饭、含糖饮料等，多进食新鲜的水果蔬菜，均衡饮食。此外，合理安排生活节奏，做到劳逸结合，加强体育锻炼，坚持运动，逐渐将体重控制在理想的范围内。但是备孕期女性不适合做一些比较激烈和耗尽体能的运动，如跳跃运动、打篮球、长距离快跑等。可以按照本章节推荐的运动类型，选择适合自己的项目，坚持锻炼，调节体重。

消瘦者怎么办？

消瘦的备孕期夫妻，应该在怀孕至少 3 个月之前加强营养，可以选择能量密度和营养密度高的食物，多摄取优质的蛋白质和富含脂肪的食物，如蛋类、肉类、鱼类等，注意食物的制作方法，应将其制作成比较精细的食物，此方法可促进食物的消化吸收。另外，可以适当加餐，除正常的一日三餐外，可适当再添加 2~3 次加餐。足够的营养摄入是保证理想体重的前提，除此之外保持规律的生活习惯，良好的精神状态，保证身体的整体健康也很重要。

总之，孕前夫妻双方要全面提升身体素质，提高身体的受孕能力，控制好体重，做好运动规划。在运动类型上应选择适合自己的、易于坚持的运动方式，并且循序渐进。在体重控制方面，应通过适当的运动锻炼以及饮食的调节，合理地进行减重和增重，避免体重剧增和剧减。需要再次提醒的是，"三天打鱼、两天晒网"是大忌，因此夫妻最好能制订双方都能参与的计划，同时相互鼓励、相互监督，双方长久坚持，成功孕育健康的宝宝才是最终胜利。

（任利华）

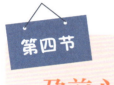

孕前心理准备

1 孕前心理调整为何重要？

兵马未动，粮草先行。如果把妊娠当成一场必须胜利的"战役"，那么孕前的心理准备就是保证"战争"胜利的"精神粮草"。

相关研究证据表明，孕妇的心理健康可能会对母体自身和胎儿的身体健康产生较大的影响：心理健康状况较差的女性产早产儿和低体重儿的风险，以及新生儿产后较短时间内多次入院和死亡的风险均高于孕前心理健康状况较好的女性。因此，在怀孕前对计划怀孕女性的心理进行评估和及时调整是非常重要的，可以让她们更好地适应妊娠变化，避免不良情绪的产生，促进孕产妇和新生儿健康，提高新生儿在儿童期的健康水平。

2 什么是健康的心理状态?

　　健康的心理状态一般表现为性格完好、认知正确、对生活的态度积极向上，而不健康的心理状态一般表现为长时间的心情不好、敏感、对生活的态度比较悲观、容易生气愤怒、有时候会有一些消极的想法等。

　　最简单的检测心理状态是否健康的方法就是观察自己的睡眠时间是否足够，睡眠质量是否良好，是否存在难以入眠的情况，吃饭胃口是否发生改变，对生活是否还充满热情和期待，是否愿意与人交流等。倘若自己觉得上述情况发生了一些变化，可以尝试搜索一些心理健康状况的自评量表协助自己判断，或者到相应医院的科室进行检测。

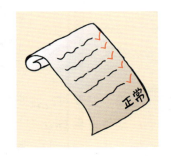

3 为了保证孕前心理健康，夫妻双方可以做哪些准备?

　　很多备孕夫妻尤其是女方会因为不了解相关的妊娠知识或生产过程，担心胎儿的性别或健康状况、怀孕后夫妻生活方式的改变等，使心理压力增加，尤其是从未怀孕和生产过的妇女会更忧虑这些问题。那么夫妻双方该如何应对这种心理压力呢?

（1）夫妻双方可以看一些与妊娠、分娩、胎儿生长相关的书籍，认真学习备孕知识，熟悉和掌握孕育知识，了解在什么时候可能会出现妊娠反应，了解为什么在妊娠晚期的时候会出现腰痛、腿部水肿等，这样可以让孕妇以更加平和的心态对待妊娠期身体上发生的各种变化，避免因恐惧而产生消极情绪。

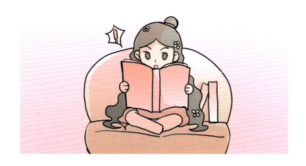

（2）夫妻双方要明确生育是以夫妇情感的发展为基础的一个从期待妊娠到实现生育目的的过程，是夫妻双方爱的延续。明确这一点，再加上妊娠过程中夫妻双方彼此相互理解、相互照顾，就可以获得平衡妊娠心理的强有力的支点，这是孕前心理准备的关键。

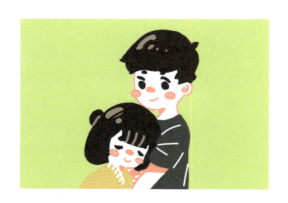

（3）要保持积极、乐观、稳定的心态。在已经了解相关孕育知识后，备孕期女性不必要将生产想成一件很可怕的事情，当心情发生一些小波动时，可以多做一些户外活动，如郊游、野餐、和丈夫一起散步等。这些户外活动不仅可以放松身心，也有利于体内的血液循环和内分泌的调节，帮助调整到更好的心态。

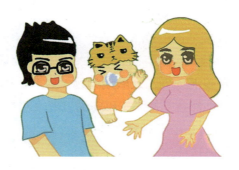

（4）担心胎儿性别的夫妻双方，要尽力摒弃重男轻女的思想；过分担心胎儿健康的年龄较大的产妇，可以去医院的相关心理咨询门诊，通过与医师沟通交谈提高心理健康水平，保证自身在身心健康的状态下受孕，真正做到优生优育，达到提高出生人口素质的目的。

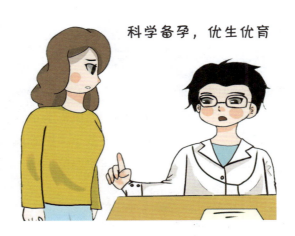

（5）要重视孕前和怀孕期间的各项检查，遵从医师的指导。定期的孕前检查是保证母子平安的重要措施，是优生的关键，孕前检查有利于备孕期女性对自身的身体状况和妊娠情况循序掌握。

（6）孕前丈夫的心理准备也同样重要。丈夫需要承担起一家之主的重任，调整好自己的心态，为备孕创造良好的心理环境。首先，丈夫要从内心里渴望妻子怀孕，渴望未来宝宝的来临，真诚地期待做父亲。其次，丈夫要细心关照妻子的心理状态，注意妻子承受的压力与妊娠期问题。最后，也是最重要的，就是丈夫要真诚地愿意支持妻子平安通过妊娠期与生产。

（7）怀孕期间，由于激素等生理因素的影响，孕妇会过分担心自己的容貌；或者备孕期女性可能会担心自己不能担负教育的重任，担心自己给了孩子生命，却没能帮助孩子以最好的方式成长等。丈夫要及时安慰和呵护妻子，不要让这样的焦虑情绪影响备孕。

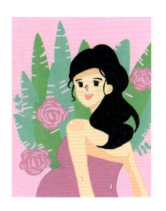

4 营造容易受孕的家庭环境

正在备孕的夫妻，他们工作之余的大部分时间都是在家中度过，居所的室内环境质量对夫妇的健康影响重大，因此需要保证家庭的理化环境质量，从而给予备孕夫妇健康和舒适的生活状态。良好的室内理化环境包括居室温度适宜、采光和通风良好、装修材料无污染、远离噪声等。

（1）居室温度适宜：居室应保持一定的温度，建议冬季居所的温度保持在20~24 ℃，夏季保持在23~26 ℃，以保证人体的舒适性。同时还需注意室内温度与室外温度的协调性。例如，在炎热的夏季和严寒的冬季，大部分家庭都安装了空调和暖气来抵御热浪、驱散寒冷，但当人们从室内来到室外，会感受到室内外温度的巨大差异。当温度变化剧烈，超过了人体正常的调节范围，会造成免疫力下降等问题，从而导致疾病的发生。

（2）采光和通风系统良好：采光和通风也是影响室内环境质量的重要因素。阳光和空气是人赖以生存的条件，室内采光设计是否科学、是否有良好的通风系统，都会对夫妇的健康水平和生活质量造成影响。大面积的天然采光面、明厅、明卧等的设计，不仅能改善室内光线，还能保证居住者心情舒畅。对于采取封闭室内空间模式的住宅，通风系统是净化室内空气、消除室内余热余湿的有效手段，可以减少室内空气污染对人体的损害。

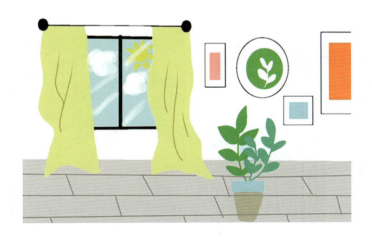

（3）避免理化污染：有些家庭会选择在买房后怀孕生子，但新房装修时所使用的油漆、涂料、胶黏剂中都含有甲醛等有毒物质，如果长期吸入这些物质，不仅会影响生育功能，还会危害其他身体功能。若备孕期间需要装修新房，则应当在装修完毕之后打开门窗通风半年以上再搬进去。

（4）远离噪声：噪声也是造成室内环境缺陷的原因之一。研究表明，长期接触噪声不仅有损听力，还会对神经、消化及生殖系统产生不良影响。可以通过安装双层玻璃窗阻隔部分噪声，或者在噪声源或窗口摆放植物以起到屏障作用。此外，严格控制家用电器及其他发声器具的音量也可以降低室内噪声。

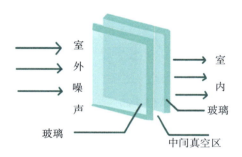

5 正确应对压力环境

压力环境的组成

在备孕过程中，夫妻双方会承受来自各方面的压力，其中最主要的是生活压力及工作压力。

（1）生活压力：准备孕育头胎年龄较小的夫妇，社会经验相对不足，社会支持的缺乏是他们主要的压力来源，相对于"二胎"或"三胎"家庭，他们可能更关注抚育孩子的经济压力及其对个人生活造成的影响，如有的准妈妈可能担心怀孕会给身材和容貌带来不好的改变。备孕"二胎"或"三胎"的夫妻，一般来说具有一定的经济实力，他们的压力主要来源于高龄、身体状况带来的妊娠风险等。

（2）工作压力：随着科技进步以及社会经济模式转变，女性受教育的程度不断提高，女性参与的社会事务也越来越重要，"男性工作，女性居家"的传统家庭构成模式也随之改变，"双职工"家庭越来越常见。但由于受到传统社会观念、不同地区经济文化水平差异等的影响，女性常被置于就业与生育的矛盾中，被迫去寻求调节两者平衡的方法，需要面临更多的工作压力。

在面临压力时，备孕夫妻应如何应对？

（1）了解备孕知识：为了缓解焦虑和不安，夫妻双方可以共同学习与备孕有关的知识，可以通过上网、看电视等方式获取各妇幼保健机构发布的保健知识。因此，需要相关机构的工作人员重视计划怀孕女性的健康宣教和健康检查。医务人员在进行孕前身体检查的同时，可以向女性强调心理因素对怀孕及妊娠结局的影响，为有精神压力的夫妇提供心理咨询服务，帮助其缓解和消除不良情绪，从而达到身心健康的状态。

（2）寻求社会支持：社会支持是指个体从其所拥有的社会关系中获得的精神上和物质上的支持，主要包括工具性支持、情感性支持、信息性支持及同伴性支持，而社会支持越丰富，人们的身心就越容易保持健康。打算生宝宝的夫妻，家庭是社会支持的重要来源，家庭成员之间的精神和物质支持对夫

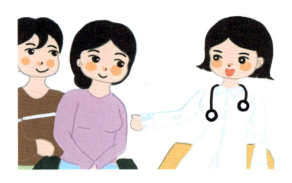

妇的心理状况有重要影响，尤其是对于女性，在备孕期间，丈夫、父母及公婆给予的丰富的社会支持，可以明显改善女性的不良情绪，提高其自尊和自信，使其以积极的心态应对各方面的压力。

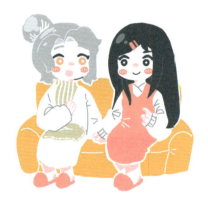

（3）调整备孕心态：除获取外界的帮助外，处于备孕中的夫妻更需要学会自我调节。一方面，夫妻需要认识到，新生命的降临不仅会带来喜悦和未知的问题，更会使夫妻的社会角色及其家庭组成发生明显改变，因此需要做好成为爸爸妈妈的心理准备。另一方面，家庭的注意力总是集中在怀孕上，会造成家庭氛围紧张，形成另一种压力源，因此夫妻双方要努力营造和睦、融洽的家庭氛围，接受怀孕是一件自然的事情，调整自己希望怀孕的急切心态。在备孕这一特殊阶段，夫妻彼此的关心、支持和陪伴才是最重要的。

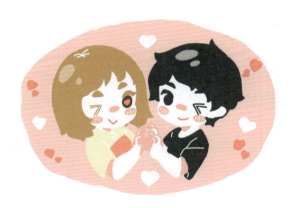

6 避免紧张、焦虑等不良情绪

为什么备孕期女性会有孕前焦虑？

怀孕本身就是一个充满未知和不确定的过程，就像当下流行的"开盲盒"，人们面对未知的、不可预料的事物会自然地产生紧张的心理，这是非常正常的。备孕期女性的主要担忧包括婴儿可能出现的状况，如流产的可能

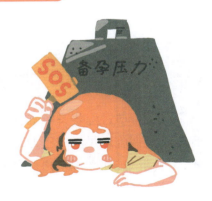

性等，对产妇的生产过程恐惧，养育孩子的经济问题等。尤其是初次备孕，缺乏妊娠经验的女性，怀孕和即将为人母的身份转变涉及重大的生理、心理和社会变化，这些变化也会增加担忧、焦虑、抑郁情绪的概率。

孕前焦虑有什么危害？

孕前焦虑是一种非常普遍的现象，这种焦虑会使备孕期女性衍生许多负面情绪，如容易陷入自我怀疑、紧张、不安等情绪，或者出现易怒，失眠多梦、注意力分散等情况。相较于妊娠中期而言，妊娠早期和晚期更容易发生焦虑。有研究表明，妊娠期的焦虑、担忧和抑郁已被发现和不良的产科与新生儿结局有关，甚至会影响未来孩子的身心发展。

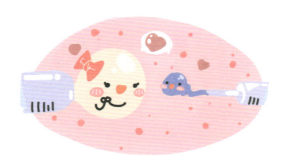

如何进行自身心态调整，避免不良情绪的产生？

（1）备孕过程要秉持不急于求成的态度。很多准妈妈会给自身和配偶施加过度的压力，产生一些不合理的行为，如每天不停地测试排卵情况，频繁去医院检查，听信各种偏方，喝许多补药。这样长久地消耗下去，漫长的备孕过程容易让身体和精神都疲惫不堪，倘若一直达不到预期的怀孕目的，家庭氛围难免沉重，施加给夫妻双方的心理压力可想而知；与此同时，严重的精神压力也会反过来影响卵子的质量，进而影响受孕。

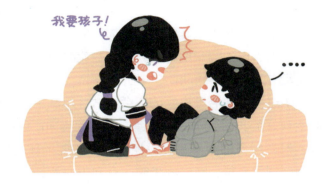

（2）备孕过程中要注意创造良好的心理环境。夫妻双方应该共同学习备孕知识，丈夫应该多陪伴备孕妻子，给予其更多精神、情感和物质上的支持。备孕妻子处在需要伴侣更多理解与体贴的时期，伴侣要充分考虑所处的情境，关照妻子的心理状态，注意妻子承受的压力与备孕问题，从内心憧憬宝宝的来临，真诚地期待做父亲，让女性感受到伴侣成为父亲之后将会拥有的责任感，使之对家庭和未来生活更加有信心，从而减轻其备孕的恐惧和焦虑的情绪。

　　（3）备孕过程中要保持乐观稳定的情绪状态。不要把生产想得那么可怕，为此背上沉重的思想包袱，不要为将来的事情过分担忧，在备孕的过程中，孕妇要尽量放松自己的心态，及时调整和转移备孕产生的不良情绪，可以将自己疲惫、焦虑的情绪以日记的形式书写出来，作为释放情绪的窗口，也可以及时找配偶、家人、周围的亲朋好友，甚至专业的心理医师倾诉自己近期的烦恼，纾解心中的郁闷情绪。

　　（4）备孕过程中要培养良好的生活方式。生活规律、饮食科学，保持良好的身心状态，适当参加伍育锻炼和户外活动，放松身心。根据自己的喜好，针对性地进行必要的体育锻炼，如晨起慢跑、打羽毛球、晚间散步等，有利于血液循环和内分泌的调节，还可以充实生活，放松紧张与焦虑的心态。

　　（5）备孕过程中要注重了解相关知识。在备孕期间以及备孕之前要做的准备工作有许多，以维护身心健康为出发点，多学习一些备孕期间的注意事项，可以更好地帮助孕妇进行健康防护，增加对相关知识的了解后，也可以在一定程度上缓解准妈妈对未知的恐惧与担忧。

科学备孕，优生优育

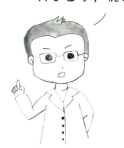
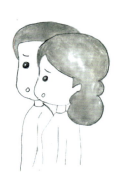

7 良好的睡眠质量有助于受孕

睡觉是我们每天都要做的事，人的一生中有 1/3 的时间在睡觉，但你知道吗，不孕或与睡眠质量有关。长期睡眠不足以及睡眠不规律将会导致机体昼夜节律紊乱，全身生理功能调节失调，从而导致激素分泌节律紊乱，使两性性腺功能减退；同时也会导致机体免疫机制紊乱，从而引起一系列影响生育能力的问题。所以备孕期间一定要格外重视睡眠问题。

睡眠对女性生育力的影响

研究发现，与平均睡眠时间大于 8 小时的女性相比，平均睡眠时间小于 5 小时的女性会增加月经周期不规律的风险。睡眠质量差也会对月经周期造成不利影响，如失眠可能使月经周期不规律的发病风险增加 2 倍。计划怀孕的女性如果每晚睡眠达到 7~8 小时可大幅度提高受孕机会。睡眠小于 6 小时的夫妻，怀孕机会明显下降，怀孕所需要的时间明显延长。这种损害作

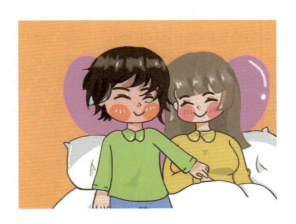

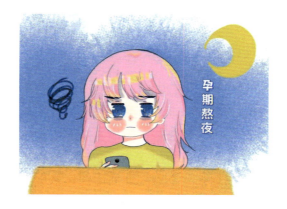

用，即使进行促排卵或试管婴儿治疗，也不能逆转。有睡眠障碍的人群，在试管婴儿过程中发生卵巢低反应的概率更高，获得的卵子数目更少。

如果是常年夜班或白班夜班轮换的生活状态，会显著加重这些情况。

睡眠对男性生育力的影响

睡眠对男性来说也同样重要。有研究发现，长时间的睡眠不足会使男性睾酮分泌减少从而影响男忙的生育力。另一项研究发现，如果男性长期晚于22点睡觉，或睡眠时间短于6小时，会使精子数目减少，活力降低。特别是有些男性经常熬夜喝酒，要知道酒精、烟草产生的尼古丁、烧烤食物中含有的嘌呤、亚硝酸盐、苯并芘等有害物质，全都是生育力杀手，而这些伤害不是游泳、做深蹲就能够抵消的。

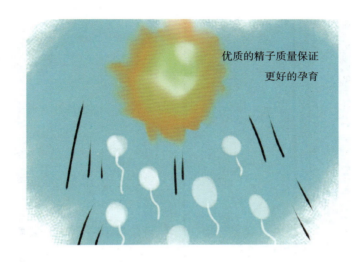

优质的精子质量保证
更好的孕育

补觉可以偿还"睡眠债"吗?

　　人们都知道夜晚高质量的睡眠不仅可以维持身心健康,还可以缓解压力,维持体内性激素等主要激素的正常分泌,这对于备孕中的夫妻至关重要。人体需要足够的睡眠时间来调节大脑、激素及肌肉等的生长和恢复,如果睡眠时长经常少于人体需要的睡眠时间,身体会忠实地帮你记录所欠下的"债务"——睡眠债。欠下的"睡眠债"能还回来吗?答案是不能。睡眠几乎不能补偿或储存,补觉只能稍微缓解人的疲劳状态,并不能真正代替优质的深睡眠。

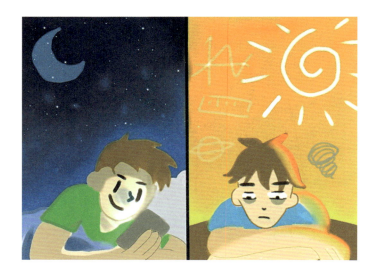

睡眠质量好的表现有哪些？

（1）每晚睡 7~8 小时。

（2）入睡困难每周不超过 2 次。

（3）每周失眠次数不超过 2 次。

（4）无须服用任何睡眠药物。

（5）每周至少有 5 天醒来后感觉休息得很好。

备孕期间如何获得优质的睡眠？

（1）注意饮食，晚饭少而精。一定要注意晚上不要吃太多东西，如果吃得太多，到睡觉的时候，肚子还是鼓鼓的，食物没有消化完，肯定会影响睡眠。因此，晚餐适量就好。同时睡前不要喝咖啡、茶、饮料等，因为这些都会让大脑兴奋，从而影响睡眠质量。有条件的话，睡前可以喝一杯牛奶，对促进睡

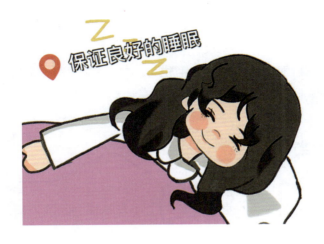

眠很有帮助。

（2）作息时间要规律。尽量固定每天入睡和起床的时间，保证充足的睡眠和身体各个系统的正常运作。建议晚上11点前上床睡觉，早上7点起床，这种有助于稳固生物钟，保证睡眠质量。

（3）避免思虑过度。临睡前的2小时最好不要看一些要动脑思考的电影和书籍，否则会让大脑一直处于兴奋状态，就会很难入睡；也不要去看恐怖电影和恐怖小说，这也会影响睡眠质量。

（4）控制日间的小睡时间。过长的日间小睡会干扰夜间睡眠，尤其是对失眠及睡眠质量欠佳的人群。如果需要日间小睡，请尽量安排在午后，且控制在10~30分钟。

（5）保持规律性的每天运动。规律性的日间运动可以改善睡眠，缩短入睡时间并带来深度睡眠。但锻炼时间要选好，避免睡前锻炼，最好在白天早些时候完成锻炼。

（6）多泡脚。每天晚上用热水泡脚，泡十多分钟即可。泡脚有利于促进全身的血液循环，也可以放松腿部肌肉，让身体从紧绷的状态中解脱出来，这样也可以有效地促进睡眠，提高睡眠质量。

（7）睡前按摩。睡觉之前也可以做一些简单的按摩，帮助放松身体肌肉，对提高睡眠质量也有帮助。

8 合理安排工作，保持身心愉悦

职业女性在备孕时会面临着各种各样的困难，但是这并不意味着不能备孕，只要合理处理工作与备孕之间的关系，鱼和熊掌也能兼得。

制订科学有效的工作计划

为了提高工作效率，好的工作计划十分重要，那应当如何制订科学有效的计划呢？

（1）"SMART"是一种常见且实用的计划制订法则，其中S=Specific（具体的），要求我们的计划要具体、清晰、有效；M=Measurable（衡量性），指目标可以通过数据进行衡量，也就是衡量目标是否完成的依据；A=Attairable（可实现性），要有可实现性，应当是"跳起来"够得着的；R=Relevant（相关性），有相关性，与整个团体的主要方向是保持一致的；T=Time-based（时限性），任务完成必须要有时间规划，可以有效控制计划的进度及风险。

（2）以终为始，站在未来看现在，使计划更有目的性。

（3）自上而下，学会多方沟通，从上级的角度去思考问题，也许更能抓住重点，不在无关紧要处浪费时间。

（4）培养数据思维，将目标量化、具体化。

（5）善假于物，也就是善于利用外物，借力其他资源，力争从线性发展走向指树形发展。

科学的工作计划能让我们在工作中达到事半功倍的效果，使工作效率大幅提高，这将很大程度上缓解工作中的焦虑和不安。

你知道加班和出差对女性备孕的危害吗？

对于职场女性来说，加班和出差是常事，加班常会导致女性长期处于疲劳状态，睡眠严重不足，而体力的恢复大多是在晚上 11 点到凌晨 3 点的睡眠阶段。如果女性因为工作而长期熬夜，容易干扰身体激素的分泌导致月经紊乱，因此在备孕期间应当养成规律的作息，改变熬夜习惯。除此之外，频繁出差、舟车劳顿也会使身体疲惫不堪，或精神不振，而且夫妻双方经常分隔两地也会影响性生活，这些因素都会直接或间接降低怀孕的概率。如果备孕期的工作需要频繁加班、出差，应当适当

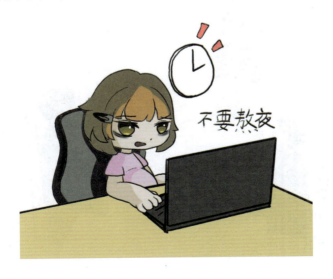

地降低自己的工作强度，选择更适合现阶段的工作安排。人生有很多阶段，也会有很多选择，应当根据当下人生阶段的重点进行协调安排，保持良好的身体状态，适宜强度的工作反而是备孕期的一个"调和剂"，有助于在备孕的过程中保持积极向上的心态。

备孕期人际关系真的很重要吗？

保持融洽的人际关系真的很重要，这可不是危言耸听，有研究表明，不良的同事关系也是导致不孕的危险因素。不良的同事关系会让自己在工作中陷入孤立无援的情况，必将增加备孕过程中的焦虑和压力，不利于备孕。要多与同事或者朋友进行交流沟通，在倾诉的过程中通常能够减少和解决很多困难，避免一些误会，营造出一个轻松愉悦的工作环境。

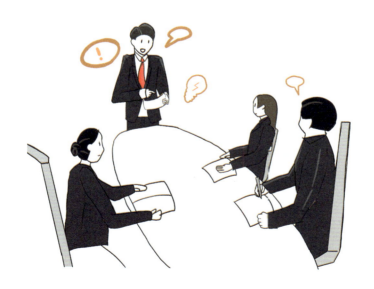

备孕期女性变得多愁善感，聪明的老公知道该怎么做吗？

备孕是夫妻双方的事情，不是某一方的任务，为了成功备孕，双方都应当付出努力。女性在备孕期因为心态变化和压力来源增多可能会更加易怒、多愁善感。在面对生活中的压力时，女性应当尽可能地缓解压力，学会释放压力和焦虑情绪，不要让坏情绪影响备孕。闲暇时可以通过阅读、运动、听音乐等轻松的事情缓解自己的压力。除了女性自身调节，丈夫也应当采取措施，积极调整自己的状态，要更加包容和关爱女性，多给予鼓励和关怀，营造一个温馨的备孕氛围。为了帮助女性缓解压力，两人还可以多进行沟通和互动，或一起去旅行，放松心情的同时还能增加亲密度。坚定信心，保持健康积极乐观的心态和愉悦的心情，好的"孕"气自然会来。

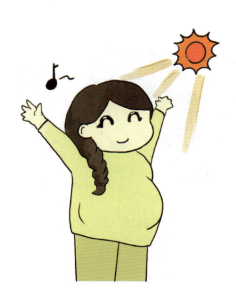

备孕时还可像往常一样化妆吗？

备孕女性应当做到尽量少化妆，女性的美丽应当是由内向外的，不需要太多外来物质的修饰。在必要场合需要化妆时，以淡妆为宜，选择化妆品时需要看清成分，选择成分安全的化妆品。

工作时久坐会影响受孕吗？

研究表明，久坐不动与多种常见慢性病有关，若每天工作中久坐超过 6 小时，会对身体健康产生严重的不良影响，因此适时的休息和运动十分必要。可以利用工作间隙做一些小运动，如每隔 40 分钟左右起身拉伸一下筋骨，或者伸懒腰，能缓解腰肩颈椎不适；而采用站姿，两手背在身后，向前俯身，使腰部和背部充分伸展，再站立，扭腰甩手臂可以促进消化。在休假

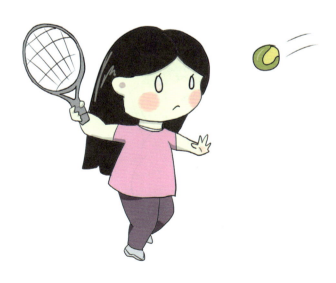

时，可以进行中等强度有氧活动并持续 30 分钟以上，或者进行 15 分钟以上的高强度有氧活动。保持一定的运动量，有利于保持身体健康，为受孕提供一个良好的环境，提高备孕的成功率。

（朱佳琪 闫 婕 陈 娟 吴少伟

吴 童 严海蓉 游 雨 解淬尧）

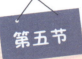

妊娠时机的选择

1 什么时候同房，最容易受孕？

女性的 1 个月经周期内可以分为排卵期、安全期和月经期。女性在排卵期会有卵泡逐渐发育，当卵泡发育成熟，会排出 1 个成熟的卵子，排卵当天称为排卵日，若此时同房，会增加精子与卵子相遇的概率，一旦形成受精卵，在子宫着床，就会怀孕。

我们常说当女性排卵期的时候怀孕概率最高，但这并不是说只能选择那一天同房。受孕的时间有窗口期，这与精子的存活时间以及卵子的存活时间有关，抓住受孕窗口期进行同房，可以大大提高受孕概率。

什么是受孕窗口期？

受孕窗口期一般指排卵期，是女性月经周期中比较容易怀孕的一段时间，在女性经期稳定的情况下，排卵日为下次月经来潮前的 14 天，而排卵日的前 5 天和后 4 天，则被临床合并称为排卵期。因此，最好把同房的时间集中安排在排卵期。

从男性角度来讲，精子一旦完成体外射精，到达女性的阴道环境，在合适的温度、湿度及酸碱度下，精子保持 10 小时高活力是没有任何问题的。因此，在备孕女性的排卵阶段，男性和女方可以每天同房一次，完成一次高质量的性生活，保持精子持续致孕的能力，保证在女性最佳的受孕阶段完成这样的行为，从而提高生育的概率。有研究发现，在受孕窗口期内，夫妻每天同房受孕的概率是 37%，隔天同房受孕的概率是 33%，而每周同房的受孕概率是 15%。

排卵期怎么推算？

（1）月经推算法：排卵通常发生在月经周期的中间，即下次月经前 14 天左右。由于每个女性排卵期存在时间差异，有时排卵可能提前或推迟，单纯根据月经周期推算，通常不能确定排卵日。尤其是月经周期不规律，下次月经来潮的日期不好预估的女性，需要求助于其他方法。

（2）基础体温检测法：体温法是一种比较准的测量排卵日的方法，因为一般来说，女性基础体温在排卵后 24 小时升高 0.3~0.5 ℃，持续 12~14 天。备孕的女性可以购买一个体温计，每天在睡觉前将体温计示数甩到 35 ℃以下，每天一醒来（8 小时睡眠后）不做任何运动，立即测量体温，因为任何动作都可能使体温升高而产生误差，坚持测量至少 14 天，并记录、画出曲线图，以便掌握体温上升、下降的规律，来确定自己的排卵日。但是，按照同房的最佳时机，测到体温升高再同房一般就晚了。因此，基础体温检测只能是个验证是否排卵，而不能预测。

（3）宫颈黏液检查法／白带观察法：在 1 个月经周期中，白带的性质会有周期性的变化。一般情况下，白带比较干、黏稠，量也比较少。而在排卵前 1~2 天宫颈黏液呈稀薄、透明、拉丝状，拉丝长度可达 7~10 厘米，排卵后受孕激素影响变成黏稠的浆糊状。经验丰富的女性可通过观察是否有鸡蛋清样的分泌物流出，在这 2~3 天增加同房频率。

（4）观察排卵痛法：在 2 次月经中间，有些女性会感受到下腹疼痛，称为"排卵痛"。排卵痛是卵子从卵巢里排出引发的疼痛感，是排卵的一种信号，通常出现在排卵前 2~3 小时或排卵时。

（5）尿黄体生成素试纸检测法／排卵试纸法：这是一个比较准确的预测排卵的方法，可以用黄体生成素试纸（排卵试纸）在家里自己完成。女性尿液中的黄体生成素会在排卵前 24~48 小时出现高峰值，使用排卵期试纸能较为准确地检测出黄体生成素的峰值水平，测定为强阳性时第 2 天会排卵。

（5）B 超检查法：目前国内各大医院均可使用经阴道超声观察卵泡的发育，确定排卵日，但需要由医师操作。

为什么说立秋后是备孕的"黄金"时期？

（1）立秋后新鲜的蔬菜和瓜果大量上市，天气凉爽，孕妇食欲大开，可以减轻孕吐等妊娠反应带来的痛苦，还能更好地补充营养。

（2）若立秋后备孕成功，将会在第2年4、5月坐月子，此时天气温暖，不容易受凉，不会轻易得月子病；而且4、5月应季新鲜蔬菜和水果品种繁多，十分有利于产妇的产后营养补充以及身体功能恢复。

（3）在秋季备孕可以减少其他季节的中暑、着凉、感冒等影响。

（4）秋季精子活力最强。国外曾有一项研究表明，精子的质量四季差别明显——冬、春季精子数量最多，但形态容易呈现尾部缺陷；夏季气温过高，不成熟的精子比例最高；秋季则是精子活力最强的季节，精子活力越强越有利于胎儿的发育。

2 提高受孕能力的小窍门有哪些？

什么是受孕？

受孕是指精子与卵细胞在输卵管相遇，并结合成为受精卵的过程。同房时，男性将精液射入女性阴道内，绝大部分的精子在阴道的酸性环境中失去活性而死亡，只有极少的一部分精子可以存活下来，同时精子通过自身的运动克服重重阻碍到达输卵管，这些精子具有受孕能力的时间大约为3天，在此期间如果有卵子排出，并且两者顺利结合，受孕的过程就顺利完成了。

受孕成功的关键因素是什么？

　　了解了受孕的概念，不难看出，在这个过程中有 4 个关键的因素决定了受孕是否成功。首先，男性要能够产生足够数量的健康的精子，才能够让精子在阴道的酸性环境中存活下来，并且能够到达输卵管。其次，阴道需要维持健康的环境，如果因为疾病或其他因素导致阴道环境改变，就可能导致精子在阴道中失去活性。再次，从阴道到输卵管需要保持畅通，如果这段路途堵塞，即使精子的运动能力再强，也无法通过堵塞的"道路"完成受孕。最后，在精子具有受孕能力的 3 天内，需要有健康成熟的卵子排出并到达输卵管中，健康的精子与健康的卵子相遇，它们相互结合也就是必然的事情了。

有哪些提高受孕能力的小窍门？

　　针对以上 4 个因素，让我们来看看有哪些小窍门可以提高受孕能力。

　　对于男性来说，最重要的是提高精子的质量。首先，应加强锻炼，养成规律的作息方式。其次，要注意尽可能纠正不良的生活方式，如戒烟、戒酒，避免接触重金属、射线等有害物质，因为香烟、酒精和其他有害物质中含有导致精子质量下降的成分。再次，男性不应穿紧身不透气的短裤和外裤，尽量避免洗澡水过热，减少蒸桑拿次数，不要经常骑自行车或者进行一些激烈的体育运动，这些生活方式或活动会导致睾丸局部温度过高，不利于精子的形成，降低精子质量。此外，长期禁欲使精子生成后长时间储存于生殖道内不能排出体外，陈旧的精子占比升高，导致精子整体活力下降，不利于受孕。最后，保持男性生殖道的健康。男性生殖道疾病如附睾炎症，会造成附睾功能障碍，影响精子的成熟；精囊炎或前列腺炎，则会影响这些腺体分泌相关蛋白，影响精液液化，从而影响精子活力。

对于女性来说，保持阴道环境健康，保持阴道和输卵管畅通，提高卵子质量，有助于提高受孕能力。精子首先要经过阴道，因此阴道的环境非常重要。一些妇科疾病如阴道炎等，会导致阴道环境改变，使精子无法存活。同时，输卵管粘连、盆腔炎等疾病会堵塞精子与卵子相遇的"道路"，使受孕过程不能顺利完成。因此，在备孕前积极全面地进行妇科疾病的检查。在饮食方面，营养均衡是最重要的，在这个基础上，排卵不好的女性可以多吃富含植物雌激素的食物，如黄豆等，这些都有利于提高卵子质量。此外，计算好排卵时间，在排卵之前每3天同房一次比较容易受孕。

3 如何确定怀孕了？

验孕棒两条杠 ≠ 怀孕

市面上普遍有售的验孕棒，主要是检测尿液中的人绒毛膜促性腺激素，如果结果呈阳性，则说明妊娠的可能性极大。每个人分泌人绒毛膜促性腺激素速度不一样，因此测出时间也略有区别，一般在月经推迟 7~10 天或同房 18 天后即可测出。

为了提高用验孕棒验孕的准确性。尽量采用早晨的第一次尿液进行检测，因为这个时候的激素水平最容易检测出结果。

不要为了增加尿液而喝过多的水，因为这会稀释激素的浓度。一些药物可能会影响测试的结果，因此一定要仔细阅读标签说明。

验孕棒两条杠只能提示是妊娠状态，不能确定宫内妊娠，也有异位妊娠或葡萄胎等异常妊娠的可能。因此，当验孕棒测出两条杠，需要去医院进一步做早孕检查确认。此外，尿检呈阴性不代表一定没有妊娠。

血人绒毛膜促性腺激素检测：更准确的妊娠试验方法

除尿人绒毛膜促性腺激素检测外，血人绒毛膜促性腺激素检测也是一种通过检测体内人绒毛膜促性腺激素含量来确定是否怀孕的妊娠试验方法。不同的是，它不是检查尿液中的人绒毛膜促性腺激素，而是直接检查血液中的人绒毛膜促性腺激素。受精6天左右人绒毛膜促性腺激素就进入母体血液并快速上升。差不多受精后10天就可以从母体血清中检测出来。结果超过5国际单位/升就考虑与怀孕有关，超过10国际单位/升且隔天加倍，基本可以确定宫内妊娠。如果怀的是双胞胎或多胞胎，数值可能更高。如果只有5~10国际单位/升，就需要考虑胚胎发育不良或异位妊娠等。

血液中的人绒毛膜促性腺激素多数以完全的形式存在，因此检查结果灵敏度更高，也更加准确。据了解，尿人绒毛膜促性腺激素检查早孕的准确率约为75%，而血人绒毛膜促性腺激素的准确率高达99%，血人绒毛膜促性腺激素检查的时间也比尿人绒毛膜促性腺激素早。一般在同房后8~10天就可以通过血检确定是否怀孕，想尽快知道自己是否怀孕的女性比较适合血检。

另外，血检也可以提示一部分的异常妊娠情况，通过检测血液中人绒毛膜促性腺激素的数值，对多胎妊娠、异位妊娠、胚胎不正常发育、葡萄胎、内分泌性疾病或肿瘤等，都可以结合其他检测结果，综合分析作出正确的判断。

B 超检查：可提示异常怀孕

超声检查是一种无创伤性的影像检查技术，适用于诊断妊娠、监测胎儿生长发育、检出部分胎儿结构畸形、了解胎盘及羊水情况。停经 6 周后通过 B 超在子宫内观察到孕囊，就说明是宫内妊娠了。这是目前检测宫内妊娠最准确的方法。就目前孕妇超声检查使用的超声波剂量和照射时间来说，其安全性是可以保障的，不存在 X 射线和电离辐射超量的危险。

早孕超声可检查出以下内容。

（1）判断是否妊娠。

（2）判断妊娠的位置、大小、形态，以及有没有胎囊和胎心。

（3）判断胚胎的个数、双胎的绒毛膜性。

（4）观察胚胎的具体发育情况，判断有没有出现胚胎停止发育等异常情况。

（5）判断是否存在异位妊娠。

（6）检查是否有其他妇科合并症，如子宫畸形、子宫肌瘤、附件囊肿等。

第一次 B 超检查医师通常会安排孕妇在孕 10 周左右做，这时做 B 超检查不仅可确定怀的是单胎还是多胎，还可测量胎儿的大小及其发育情况。如果妊娠早期孕妇有一些异常的话，如下体有褐色分泌物或腹痛等，也会提早安排做 B 超检查。二胎妈妈如果第一次是剖宫产，那也需要通过 B 超检测此次胎儿着床位置是否有问题。

怀孕时的其他征兆

除了以上早孕检测手段，其实怀孕时身体还会有其他一些小征兆，虽然不能作为怀孕的标准去确认，但是了解这些小知识，对于初次怀孕的女性来说还是很有必要的。

（1）停经：停经是妊娠早期的最早、最重要的"信号"。凡是月经周期一向正常的已婚育龄期女性，如果月经周期超过 10 天，就应考虑怀孕的可能，如停经超过 2 周就需要到医院检测原因。

（2）腰部坠胀：妊娠早期很多女性总感觉腰部坠胀、酸痛，甚至总是怀疑自己月经"驾到"，卫生巾都准备好了却迟迟没有。这个情况很有可能是胎儿着床或因为初孕产生的雌激素和孕激素导致的不适。

（3）着床出血：阴道突然出现一些褐色或粉色分泌物，量不大但是小腹微微胀痛，此情况极有可能是着床出血。一天中可见数次，出血持续 3 天左右，这是受精卵着床时的一种正常生理反应，对人体没有害处。

（4）疲倦困顿：平时明明是"报复性熬夜"典型代表，不到后半夜坚决不睡的主儿，却突然感觉非常疲倦困顿，总感觉睡不醒睡不够。有可能是怀孕后黄体酮的大量分泌使身体筋疲力尽。

（5）乳头发黑、乳房更柔软：乳房组织相对来说是非常敏感的存在，当孕激素和人绒毛膜促性腺激素大量分泌后，会使血容量增加，导致乳房膨胀，更加柔软，同时孕激素对黑色素的不断影响，也导致乳头颜色相较往常不断加深。

（6）食欲减退、腹胀：突然吃什么都没胃口，腹部还莫名其妙感觉鼓胀，感觉有大量气体在翻腾，可能是因为怀孕后分泌的黄体酮，导致肠蠕动变慢出现的不适。除胀气外，很多孕妇甚至会出现便秘、孕吐、胃食逆流等表现。

（7）尿频：很多人认为尿频只发生在妊娠晚期宝宝快出生的时候，因为膀胱被挤压导致不停上厕所。殊不知，妊娠早期由于激素的分泌增加，导致血液量增加，也会对肾脏造成压力，导致尿频现象。

（8）体温升高：一般情况下，人的正常体温是 36~37 ℃（腋下），而怀孕后体温一般会相应升高 0.5 ℃左右，这种高温将可以持续 21 天左右。现在很多中医也会通过每天体温变化判断身体情况，因此关注自己的体温变化判断是否怀孕，也是可参考的方式之一。

综上，确定怀孕的正确的步骤是这样的：如果发现自己有月经推迟等怀孕征兆，首先用早孕试纸或验孕棒检测，如果呈阳性，就去医院验血、B 超确诊；如果自测阴性但仍然未来月经，也可以过 2~3 天再次检测。

（邱慧玲　杨博逸）

备孕 1 年未孕，需做不孕、不育检查

在我国育龄期男女性中，不孕、不育的发生率为 10%~15%。导致不孕、不育的原因很多，其中女性因素占 40%~55%，男性因素占 25%~40%，夫妻双方因素占 20%，免疫和不明原因约 10%。一般在常规孕前查体未见异常后，夫妻双方正常性生活超过 1 年不孕者，需要夫妻双方共同就诊做进一步检查，排查相关不孕、不育因素。

1 什么原因会导致女性不孕？

导致女性不孕的原因主要包括排卵障碍、盆腔输卵管因素、子宫内膜异位症 3 类。

排卵障碍导致不孕

排卵障碍是很多内分泌疾病的共同表现，发病率占女性的 20%~25%。1993 年世界卫生组织制定了无排卵的分类标准，共分为 3 类。

（1）下丘脑－垂体功能减退型：主要包括下丘脑性闭经或

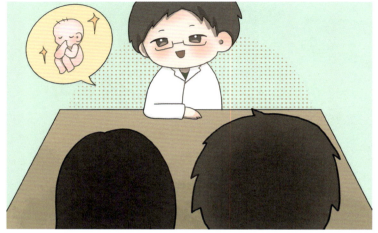

月经失调、垂体性闭经或月经失调。前者包括进食障碍性闭经；过度肥胖和消瘦、过度运动；特发性低促性腺激素性闭经；卡尔曼综合征（促性腺激素释放激素前体细胞移行异常）和促性腺激素缺陷等。典型的表现为低促性腺激素功能减退：卵泡刺激素低、雌激素低而催乳素和甲状腺功能正常。后者包括特发性高催乳素血症、垂体腺瘤、希恩综合征、空蝶鞍综合征等。

（2）下丘脑－垂体功能失调型：临床中这类患者占大多数，即促性腺功能正常而卵巢功能紊乱，伴有不同程度无排卵或月经稀发。典型疾病包括多囊卵巢综合征，主要表现为稀发排卵／月经、临床／生化的高雄激素血症、代谢紊乱等临床特征；卵泡膜细胞增生症和 HAIRAN 综合征（多毛、无排卵、胰岛素抵抗和黑棘皮症）。主要实验室指标为卵泡刺激素、雌二醇和催乳素正常，但黄体生成素／卵泡刺激素比催异常升高。

（3）终末器官如卵巢的功能异常：表现为高促性腺激素功能减退，如卵巢功能早衰，由染色体和基因缺陷的遗传因素、自身免疫病、手术和放疗化疗等医源性因素导致；特纳综合征；先天性性腺发育不全；功能性卵巢肿瘤等。

盆腔输卵管因素导致不孕

盆腔输卵管因素是造成不孕的主要原因之一，主要包括以下几个因素。

（1）先天性生殖系统畸形：包括中肾旁管发育不全等。

（2）子宫颈因素：包括子宫颈外口狭窄或其他子宫颈病变。子宫颈畸形、位置异常、黏液性质改变，可影响精子活力和 / 或进入子宫腔的数量，造成不孕；另外，宫颈炎白细胞可消耗精液中的能量物质，降低精子的活力，缩短其生存时间。

（3）子宫体病变：包括子宫内膜病变、子宫肿瘤、子宫腔粘连等。

（4）输卵管及周围病变：包括输卵管梗阻、输卵管周围粘连、输卵管积水、盆腔粘连等。其中，输卵管阻塞，不通畅及功能障碍等，占不孕症原因的 20%~40%，在女性不孕因素中居首位。

子宫内膜异位症等因素导致不孕

子宫内膜异位症是指子宫腺体和基质出现在子宫腔以外的其他部位。它是一种常见的妇科疾病，也是女性不孕的常见原因之一。子宫内膜异位症导致不孕受多种因素的影响，其中子宫内膜容受性下降导致胚胎着床障碍是子宫内膜异位症患者不孕的重要原因之一。胚胎的成功着床取决于子宫内膜容受性和胚胎的侵入能力，其中子宫内膜容受性是胚胎着床的关键因素，是指子宫内膜处于接受胚胎着床的特殊状态，在"种植窗口期"

子宫内膜容受性最大。在这一时期，子宫内膜允许胚胎黏附、穿透而诱导子宫间质发生一系列细胞及分子水平的改变，而子宫内膜异位症患者往往存在不同程度的子宫内膜容受性下降。子宫内膜异位症伴不孕患者与输卵管因素不孕患者行体外受精－胚胎移植结局比较显示，子宫内膜异位症患者胚胎种植成功率明显降低。

2 什么原因会导致男性不育？

一旦提到不能生孩子，很多人会直接将责任推到女性的身上，但是有时候无法孕育孩子却是男性的问题。主要包括下面几个因素。

（1）精子异常：如无精子，精子数量少，精子活力差，畸形精子。

（2）睾丸异常：如出现隐睾，单侧隐睾导致不育的概率为30%~60%；双侧隐睾导致不育的概率为50%~100%，同时还能诱发恶变。

（3）睾丸后天损伤：如疝修补术、鞘膜积液术、睾丸固定术等损伤睾丸血管阻碍血液供应而导致睾丸萎缩。

（4）精索静脉曲张：占男性不育的30%~40%。

（5）内分泌失调：如催乳素偏高、甲状腺功能异常、肾上腺功能异常。

（6）免疫因素：如抗精子抗体阳性，患者射出的精子发生自身凝集。

（7）遗传因素：性染色体异常。

（8）生殖器感染：如细菌、病毒、寄生虫感染可以直接损害睾丸，导致睾丸萎缩，严重影响生精能力及降低精子的活性；又如在青春期患过腮腺炎易导致睾丸炎，导致有20%患者不育。

（9）慢性代谢性疾病：如糖尿病、肝脏疾病、甲状腺疾病、肾病等。

（10）性功能障碍：包括勃起功能障碍、早泄、性欲减退及射精障碍等，是导致不育的重要原因。

3 原因不明的不孕

如果夫妇双方性生活正常超过1年仍未孕，以上所有检查结果均未见异常，则称为不明原因不孕。不明原因不孕是一种生育力低下的状态，可能病因包括隐性子宫输卵管因素、潜在的卵子和精子异常、受精障碍、胚胎发育阻滞、免疫性因素，但应用目前的检测手段无法确定。原因不明不孕属于排除性诊断，精液分析、排卵监测、妇科检查和输卵管通畅性检查未发现异常即可诊断。必要时可施以诊断性腹腔镜检查确诊。年轻、卵巢功能正常、不孕原因＜3年的原因不明不孕夫妻，可进行3~6个周期的夫精宫腔内人工授精，作为治疗性诊断。

4 常见的女性不孕检查有哪些？

主要包括体格检查、盆腔超声、生殖内分泌激素水平测定、双侧输卵管通畅度检查、其他相关检查等。

体格检查

主要检查生殖器官及结构有无异常。此检查除视诊、触诊外，还需要进行妇科内检。应记录患者身高、体重，计算体重指数；注意第二性征的发育，毛发发育状态，乳房是否有溢乳。盆腔检查注意内外生殖器发育；在妇科查体时应注意外阴和阴道是否有炎症，子宫颈是否有糜烂，并给予妇科双合诊的检查，评估子宫大小、增厚程度、是否伴有压痛，了解直肠子宫陷凹情况，了解是否有子宫内膜异位症及盆腔粘连情况。

盆腔超声检查

这是生殖科最常规的检查，检测内容包括以下几点。

（1）超声下观察子宫的基础状态：子宫位置、大小和形态、肌层的结构，子宫内膜形态、厚度和分型。子宫形态或结构异常，提示子宫畸形和发育异常的可能。子宫壁的占位提示子宫平滑肌瘤或子宫腺肌瘤的可能，必要时可进行宫腔镜检查。子宫内膜形态异常或占位提示子宫内膜腔粘连、瘢痕化、息肉和黏膜下肌瘤的可能。

（2）卵巢基础状态评估：可以在月经期2~4天检测。主要通过测量卵巢的体积、双侧卵巢内2~9毫米直径的窦卵泡计数、优势卵泡的直径，以及卵巢内外有无异常回声及其性质等来评估卵巢基础状态。生育期女性双侧卵巢内2~9毫米窦卵泡总数一般 ≥ 8 个且单侧均 < 12 个。若一侧或双侧卵巢窦卵泡数 ≥ 12 个为多囊卵巢征象；双侧卵巢窦卵泡总数 < 5~7 个为卵巢功能减退征象，需要复查并结合其他指标综合判断。若卵巢内存在泥沙样囊液回声，提示子宫内膜异位囊肿可能。若卵巢外存在腊肠状或串珠状不规则无回声区，内部常可见不完全分隔带状强回声提示输卵管积水可能。

生殖内分泌激素水平测定

生殖内分泌激素主要包括卵泡刺激素、黄体生成素、催乳素、雌二醇、睾酮、孕酮、抗米勒管激素和促甲状腺激素。各指标临床意义不同。

（1）基础卵泡刺激素水平反映卵巢的窦卵泡储备，＞12国际单位/升提示卵巢功能减退，≥25单位/升提示卵巢功能不全，≥40单位/升提示卵巢功能衰竭，＜5单位/升提示低值。

（2）基础黄体生成素水平随卵巢功能减退而逐渐升高；黄体生成素/卵泡刺激素≥2提示卵巢功能减退可能。

（3）月经期基础状态雌二醇水平一般不高于80皮克/毫升，升高提示卵巢功能减退可能。雌二醇水平在卵泡期随卵泡的生长逐渐升高，单个卵泡成熟时可达300皮克/毫升。

（4）如果卵泡刺激素、黄体生成素、雌二醇三种激素基础水平均偏低，提示低促性腺激素性排卵功能障碍；如果卵泡刺激素和黄体生成素升高，伴雌二醇水平下降，提示高促性腺激素性排卵障碍或卵巢功能减退。

（5）催乳素水平升高时需要排除干扰因素后复查，检查前1天避免运动、洗澡、刺激乳头等活动，如反复检测升高，必要时行垂体CT或MRI排除垂体腺瘤。高催乳素血症伴有月经周期紊乱、闭经、卵泡发育异常、黄体功能不足时，可考虑为不孕的原因。

（6）睾酮水平超过正常值上限的2~2.5倍，结合其他激素水平，提示卵巢或肾上腺分泌雄激素的肿瘤可能。

（7）黄体期孕酮测定，可判断有无排卵，并反映黄体功能。

（8）月经周期中黄体生成素激增可间接预示有排卵发生，

结合 B 超检测优势卵泡大小判断，可动态监测。

（9）抗米勒管激素 < 1.1 纳克 / 毫升提示卵巢储备功能可能减退，需结合窦卵泡计数及卵泡刺激素水平综合判断。

双侧输卵管通畅度检查

推荐使用子宫输卵管 X 线造影作为输卵管通畅度的一线筛查，超声子宫输卵管造影在一定条件下可以作为诊断依据。X 线造影及超声子宫输卵管造影需在月经干净后 3~7 天进行，月经干净后避免性生活，并取阴道微生态送检排除生殖系统炎症。检查时应注意子宫腔形态，输卵管走行、形态、位置，伞部对比剂溢出以及盆腔内对比剂弥散情况。子宫输卵管造影可以提示以下异常情况。

（1）子宫腔形态异常：如子宫腔粘连、子宫腔占位和子宫畸形等。

（2）输卵管通畅度异常、梗阻和盆腔炎症、盆腔结核的可能，表现为输卵管影像走行僵直、串珠样改变、显影中断、对比剂在输卵管内积聚或盆腔弥散欠佳。

（3）输卵管积水，表现为对比剂在输卵管远端膨大积聚。

但需注意子宫输卵管造影属于侵入性操作，因而并不是首选检查。它适于基于男性精液常规、盆腔双合诊、排卵监测检查或治疗性诊断未能明确不孕病因诊断，或拟行人工授精的不孕患者。

其他检查

（1）基础体温测定：不推荐单一检测，可配合其他排卵监测方法同时进行，不能单独作为本周期排卵预测的方法。

（2）腹腔镜或宫腔镜检查：腹腔镜不作为常规检查，仅适用于同时有其他腹腔镜指征者。宫腔镜亦不属于常规检查项目，而是用于影像学检查疑似或提示子宫腔异常者以进一步明确诊断，检查应在月经干净后 3~7 天不同房后进行。

（3）其他影像学检查：如 CT 或 MRI，适用于病史、体格检查和 / 或基本辅助检查提示肿瘤、占位性病变等异常的患者，以明确诊断。

（4）TORCH：TORCH 是一组病原微生物的英文名称缩写，其中 T 是弓形虫，O 是其他病原微生物，如梅毒螺旋体、水痘－带状疱疹病毒、人类细小病毒 B19、柯萨奇病毒等，R 是风疹病毒，C 是巨细胞病毒，H 是单纯疱疹病毒 1/2 型。TORCH 属于常规孕前检查，单纯疱疹病毒、巨细胞病毒、弓形虫、风疹病毒 IgM 抗体阳性提示可能近期有相应病毒感染，需复查，若仍阳性，可考虑行相应 DNA/RNA 定量测定，若无异常可备孕。

（5）结核菌素皮肤试验：可疑的输卵管因素不孕、多次 B 超提示内膜薄或回声异常、输卵管造影示双侧输卵管呈串珠样改变，有其他结核相关症状或不明原因不孕可行结核菌素皮肤试验检查，排除结核感染；男性因素不育、既往结核感染史可不行结核菌素皮肤试验检查。结核菌素皮肤试验呈阳性可进一步行结核菌素 T 细胞试验排查，如仍阳性则需咨询专科医师是否需要行抗结核治疗，停抗结核药物后至少 3 个月可再次备孕。

（6）75 克口服葡萄糖耐量试验（OGTT）：高脂血症、多囊卵巢综合征、肥胖患者建议行 OGTT 检查，必要时给予二甲双胍、胰岛素等纠正糖代谢异常。

（7）薄层液基细胞学检查：属常规体检项目，可结合人乳头瘤病毒检查结果，如有异常，必要时可做进一步阴道镜活检，近1年薄层液基细胞学检查检测结果无异常可不查。

5 常见的男性不育检查有哪些？

男性不育病因定位相关检查主要包括体格检查和辅助检查。

体格检查

对男性患者体检应在温暖而私密的房间内进行，注意保护患者隐私。

（1）一般检查：旨在发现与生育相关的各种异常体征。重点应注意体形及第二性征。对身高、体重、血压的测量，可以提供一些全身疾病的相关信息。躯干肢体比例、第二性征、体毛分布、男性乳房女性化发育的程度等异常提示有内分泌性疾病。

（2）生殖器官的检查：主要检查有无生殖器官畸形、尿道下裂、手术或创伤瘢痕、皮疹、溃疡、赘生物、肿块或其他病理改变。

（3）直肠指检：主要检查前列腺，精囊一般不易触及，如果可触及并压痛，通常表示有炎症发生，必要时可行经直肠超声或MRI检查。

（4）其他检查：射精功能障碍的患者，还可能进行球海绵体肌反射，肛门括约肌张力，阴囊、睾丸和会阴部的敏感性，提睾肌和腹壁反射，腿部跟腱和足底反射等检查。

辅助检查

（1）精液分析：是评价男性生育能力的重要依据。进行诊断时，应至少进行2次精液分析。应在禁欲3~7天后采集精液标本进行精液分析，2次采集的间隔应大于7天，一般不超过3周。如果第2次精液分析结果与第1次相差显著，则需在治疗之前，间隔一段时间后进行第3次精液分析。

（2）血液及血清检测：有助于发现某些可能对生育造成影响的全身疾病。包括血常规、肝肾功能、梅毒螺旋体、人类免疫缺陷病毒及肝炎病毒等。

（3）尿液检测：可以初步判断是否存在泌尿及附属性腺感染。针对无精液症或精液量少者，根据射精后尿液离心检测是否找到精子可辅助诊断逆行射精或部分逆行射精。性高潮后尿液中若存在大量精子，则强烈支持逆行射精的诊断。

（4）激素检测：能提示下丘脑－垂体－性腺轴中影响男性生育能力和性功能改变的因素。可以根据诊断的需要，选择性地检测卵泡刺激素、黄体生成素、睾酮、催乳素、雌二醇等。

（5）染色体及遗传学分析：对精子浓度低于5×10^6/毫升的不育男性，需要进行性染色体及常染色体数目和结构异常的筛查分析。可以根据诊断的需要，选择进行Y染色体微缺失检查，以便判断是否可以施行卵胞质内单精子注射治疗及对后代的影响。

（6）影像学检查

1）超声检查：可以对阴囊、睾丸、附睾、精素静脉及附属性腺进行检查，特别是对诊断精索静脉曲张意义较大。

2）CT或MRI检查：可用于高催乳素血症或促性腺激素分

泌不足患者下丘脑－垂体区的检查，用以排除垂体肿瘤和颅内占位性病变，尤其在无法解释的催乳素水平持续增高或促性腺激素不足的患者，可能还需要进一步检查，如促性腺激素释放激素测定和其他的垂体激素功能检查。

3）睾丸活检：无精子症患者，可以根据诊断和治疗需要，实施睾丸活检，以判断睾丸的生精功能以及是否可以行助孕治疗。当睾丸小于 6 毫升时一般无须睾丸活检。最常用的手术方法是经皮睾丸穿刺活检术，将穿刺后获取的睾丸组织做病理学分析，同时做涂片细胞学检查以了解成熟精子存在情况。获得的精子可考虑超低温冷冻保存以备卵胞质内单精子注射使用。

6 辅助生殖技术有哪些？

辅助生殖技术广义的包括人工授精、体外受精－胚胎移植及衍生技术 2 类。人工授精是指用人工而非性交的方法将精子置入女性生殖道内，使精子和卵子在体内受精。根据精子来源可分夫精人工授精和供精人工授精。夫精人工授精主要适用于丈夫患勃起功能障碍、早泄、逆行射精、尿道下裂、脊髓损伤等病症，但精液中精子的数量和活率在正常范围，或有轻度异常；夫精人工授精也适用于女性生殖道畸形、排卵障碍及免疫性不孕、宫颈性不孕的情况。供精人工授精主要适用于丈夫无精子症、严重的少弱畸形精子症或患有遗传性疾病及双方血型不相容或免疫性不孕。根据受精部位不同，人工授精可分为阴道内人工授精、宫颈内人工授精、宫腔内人工授精、输卵管内人工授精、卵泡内人工授精和腹腔内人工授精。

随着现代化生活节奏加快，人们对于不孕、不育原因更深层次的研究和对生殖的迫切需求，单纯的人工授精已不能满足人类生殖的需要，从而产生了辅助生殖技术的另一大部分，即体外受精－胚胎移植及其衍生技术。目前主要包括体外受精－胚胎移植、卵胞质内单精子注射、胚胎植入前遗传学诊断等。体外受精－胚胎移植及其衍生技术是目前辅助生殖技术的核心部分。

第一代试管婴儿

体外受精－胚胎移植又称"第一代试管婴儿"，是指在自然周期或者促排卵周期中，将卵子从成熟卵泡内取出，在体外使之与精子受精形成胚胎，再将胚胎移植至子宫腔内继续发育的技术。

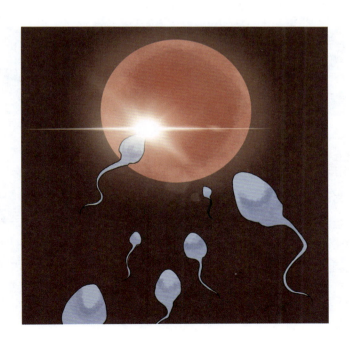

第二代试管婴儿

　　卵母细胞细胞质内单精子显微注射又称"第二代试管婴儿"，是借助显微操作系统将单个精子注入卵母细胞质中，从而达到受精的目的。该技术的建立是辅助生殖技术领域又一重大进展，特别是对男性不育的治疗更具有重要意义。

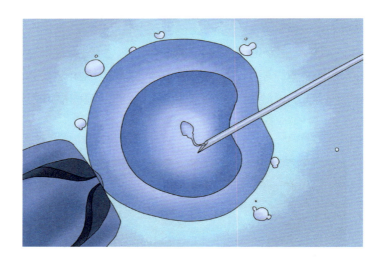

第三代试管婴儿

　　胚胎植入前遗传学诊断筛查作为体外受精－胚胎移植重要的衍生技术之一，又称"第三代试管婴儿"，是指在体外受精后胚胎移植前，取胚胎的遗传物质进行分析，诊断是否有异常，筛选健康胚胎进行移植，预防遗传病的方法。

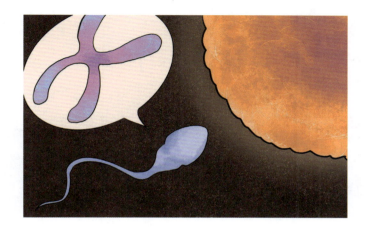

生育力保存技术

女性生育力保存是针对育龄期和青春期前女性，当生育力可能因疾病或治疗而受损时，提前采取干预手段，旨在保留其孕育活产子代的能力。

生育保存主要包括胚胎、配子及性腺组织冻融技术，随着冻融技术的发展，生殖细胞、胚胎和生殖组织的长期保存成为可能。肿瘤患者是进行生育力保存的主要人群，目前癌症年轻化趋势越发明显，同时 5 年生存率不断提高。据世界卫生组织国际癌症研究机构统计，我国 2020 年 44 岁以下女性的癌症新发病例超过 28 万，且该年龄段女性癌症患者存活率近 75%。然而，目前世界范围内进行生育力保存的患者比例仍然较低。根据最新系统性综述研究结果显示，25 岁以下年轻女性癌症患者中只有约 23% 进行了生育力保存。12% 符合条件的青春期女性接受了卵母细胞冷冻；11% 进行了卵巢组织冻存；14% 的患者选择了保护性卵巢遮蔽或移位；约 1/3 符合条件的患者进行了胚胎冷冻。

7 如何选择辅助生殖技术?

人工授精的适用人群

（1）轻及中度少精子症、弱精子症、畸形精子症、精液液化异常。

（2）男性勃起功能障碍或生殖器畸形导致的性生活障碍。

（3）逆行射精者。

（4）排卵障碍；轻度子宫内膜异位症或手术治疗后未孕者。

（5）宫颈因素不孕（宫颈黏液栓或免疫因素）。

（6）女性各种原因如阴道痉挛或心理因素导致的性交障碍。

（7）不明原因不孕。

第一代试管婴儿的适用人群

（1）输卵管因素导致的配子运送障碍者、双侧输卵管阻塞、双侧输卵管切除或结扎术后、双侧输卵管缺如、严重盆腔粘连或输卵管手术后试孕 0.5~1 年仍未孕者。

（2）排卵障碍者，经反复诱发排卵或反复宫腔内人工授精技术治疗后仍未孕。

（3）患有子宫内膜异位症或子宫腺肌病者，经常规药物或手术治疗后仍 1 年未孕者，或者治疗后复发患者。

（4）男方少精子症、弱精子症、畸形精子症，经反复宫腔内人工授精技术仍未孕者，或严重少精子症、弱精子症、畸形精子症不适宜实施宫腔内人工授精者。

（5）不明原因不孕者，经反复宫腔内人工授精技术治疗或其他常规治疗仍未孕者。

（6）卵巢储备功能衰退者，卵泡刺激素 ≥ 25 单位 / 升、窦卵泡计数 < 5 个，抗米勒管激素 ≤ 0.5~1.1 纳克 / 毫升不孕者。

（7）高龄女性不孕患者，年龄 ≥ 40 岁的不孕患者，或年龄 ≥ 35 岁的不孕症患者伴有卵巢储备功能下降者。

第二代试管婴儿的适用人群

第二代试管婴儿主要用于治疗严重男性不育，适用于体外受精难以治疗的重度 / 极重度少弱畸形精子症、逆行射精、梗阻性无精子症以及体外受精失败的患者。

（1）严重的少精子症、弱精子症和畸形精子症者。正常精子率 < 1%；前向运动精子 < 5×10^6/ 毫升。

（2）梗阻性无精子症者。

（3）生精功能障碍者（排除遗传缺陷疾病所致）。经检查能获得卵胞质内单精子注射受精的精子。

（4）体外受精少或失败者（体外受精率 ≤ 30%）。

（5）精子无顶体或顶体功能异常者。

（6）行植入前胚胎遗传学诊断者。

（7）行冷冻卵母细胞者。

（8）行卵母细胞体外成熟者。

第三代试管婴儿的适用人群

胚胎植入前遗传学诊断筛查作为体外受精重要的衍生技术之一，又称"第三代试管婴儿"，该技术的应用对阻断遗传性疾病的传递，提高出生人口质量具有重要意义。

生育力保存技术的适用人群

（1）女性生育力保存的主要适用人群

1）恶性肿瘤患者，多见于育龄期及育龄前期女性。例如乳腺癌、宫颈癌、肾癌、骨肉瘤及白血病患者。

2）患有严重的自身免疫性疾病者。例如严重的系统性红斑狼疮、克罗恩病患者。

3）患有造血干细胞移植相关疾病者。例如重度的 β 地中海贫血、重型再生障碍性贫血患者。

4）患有早发性卵巢功能不全倾向性疾病者。例如嵌合型特纳综合征、手术后复发的双侧卵巢子宫内膜异位囊肿患者。

（2）男性生育力保存的主要适用人群

1）肿瘤患者。包括所有影响精子质量的肿瘤患者，以及需要接受手术或放化疗，可能暂时或永久伤害生育能力的肿瘤患者。

2）非肿瘤性疾病患者：①患有自身免疫性疾病，疾病自身影响精子质量或需要使用烷化剂治疗者；②接受造血干细胞移植的患者；③患有影响生育力的男性遗传性疾病（如克氏综合征）者；④睾丸损伤影响生育力者；⑤从事高危行业者，如长期接触射线、高温或有毒有害物质等的人群。

（王文婷　崔琳琳）

第三章

科学妊娠——做一个
有准备的孕妈妈

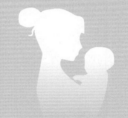

从"小蝌蚪"变成小宝贝，都发生了怎样的变化呢？

胎儿的发育过程可参考下表（表3-0-1）。

表3-0-1　胎儿的发育过程

时间	过程	长度 / 厘米
1 周	受精、卵裂、胚泡形成，开始植入	
2 周	植入完成，绒毛膜形成（二胚层胚盘）	0.01~0.04
3 周	进入胚胎期（三胚层胚盘），神经板和神经褶出现，体结初现，像一只小海马	0.05~0.15
4 周	胚体逐渐形成，神经管形成，眼鼻耳始基出现，脐带与胎盘形成，像一颗小蓝莓	0.15~0.50
8 周	胚胎初具人形，头大，约占整个胎体50%。能分辨出眼、耳、鼻、口、手指及足趾，各器官正在分化发育，心脏已形成	1.9~3.5
12 周	顶臀长 6~7 厘米，外生殖器可初辨性别，胎儿四肢可活动	9
16 周	顶臀长 12 厘米，体重约 110 克，从外生殖器可确认胎儿性别，头皮已长出毛发，胎儿已开始出现呼吸运动。皮肤菲薄呈深红色，无皮下脂肪，部分孕妇可自觉胎动	16
20 周	顶臀长 16 厘米，体重约 320 克，皮肤暗红，出现胎脂，全身覆盖毳毛，可见少许头发。开始出现吞咽、排尿功能。自该孕周起胎儿体重呈线性增长。胎儿运动明显增加，10%~30% 时间胎动活跃	25
24 周	顶臀长 21 厘米，体重约 630 克，各脏器均已发育，皮下脂肪开始沉积，量不多故皮肤呈皱缩状，出现眉毛和睫毛。细小支气管和肺泡已经发育，出生后可有呼吸，但生存力极差	30

续表

时间	过程	长度/厘米
28周	顶臀长25厘米，体重约1000克，皮下脂肪不多，皮肤粉红，表面覆盖胎脂。瞳孔膜消失，眼睛半张开，四肢活动好，有呼吸运动。出生后可存活，但易患特发性呼吸窘迫综合征	35
32周	顶臀长28厘米，体重约1700克，皮肤深红色仍呈皱缩状。生存能力尚可，出生后注意护理可存活	40
36周	顶臀长32厘米，体重约2500克，皮下脂肪较多，身体圆润，面部皱褶消失，指（趾）甲已达指（趾）端。出生后能啼哭及吸吮，生存力良好，存活率很高	45
40周	顶臀长36厘米，体重约3400克，胎儿发育成熟，皮肤粉红色，皮下脂肪多，足底皮肤有纹理，男性睾丸已降至阴囊内，女性大小阴唇发育良好。出生后哭声响亮，吸吮能力强，能很好存活	50

妊娠早期身体有哪些变化？

1 如何知道自己怀孕？

月经是否准时到访是是否怀孕的关键信号。月经规律的育龄期女性的月经周期一般在 28~35 天，如超过平时的月经周期 10 天还未来潮，首先应考虑妊娠。若月经不规则的育龄期女性月经未按时到访，一旦停经后出现乳房变大、疲乏、嗜睡、恶心、呕吐等早孕反应，也应考虑妊娠可能。

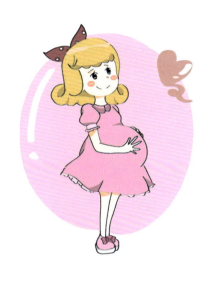

但并非所有月经推迟都一定是怀孕，某些妇科疾病、精神因素、减肥过度等都可能导致内分泌失调，影响月经周期。因此一旦出现上述几种情况，应及时测早孕试纸或到医院进行详细检查以确定是否怀孕。

2 哪些是妊娠早期的正常表现？

首先要明确妊娠早期是指哪段时间，妊娠早期是指孕 13^{+6} 周以前的怀孕期间，这一时期孕妇经历胚胎的形成和发育，面临身体的一些生理变化。各位宝妈在享受妊娠喜悦的同时，也经历着妊娠反应带来的各种不适。妊娠早期孕妇常见的临床表现有乳房变大、乳晕颜色变深、疲乏、嗜睡、恶心、呕吐、尿频、少许泌乳、基础体温升高等，专科检查会有子宫与子宫颈好像分离的黑加征。

其中最常见的早孕反应是恶心、呕吐，称为孕吐。孕吐的发生机制多与体内的人绒毛膜促性腺激素、雌激素、孕激素等多种变化相关。约 75% 的孕妇会出现孕吐反应，最早出现在孕 4 周，孕 9 周时最为明显。大部分孕妇在孕 12 周后可以自然缓解，偶有 10% 的孕妇孕吐会持续整个妊娠期。

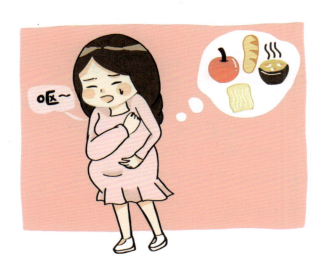

3 如何应对妊娠早期出现的孕吐？

孕吐是妊娠早期常见的症状，当呕吐症状严重时可暂时禁食。一旦症状缓解，需进食少量流食，少吃多餐，逐渐加量再过渡到半流质、普通饮食，可以适当增加富含铁和维生素 C 的新鲜水果等。每天要保证正常摄入 200 克以上的糖类，预防酮症（对胎儿神经系统发育有影响）。呕吐严重时，建议减少活动，放松心情，减少能量消耗，保证充足的睡眠，减少焦虑。

若出现频繁呕吐，不能进食，出现电解质紊乱等特殊症状时，称为妊娠剧吐。若妊娠剧吐持续 3 周以上，严重者甚至会出现眼球震颤、视力障碍、嗜睡、木僵或者昏迷，这时就一定要及时就医。

4 妊娠早期需要做哪些检查？

妊娠早期的产检内容

在妊娠早期的检查项目包括血清 β－人绒毛膜促性腺激素、甲状腺功能、血常规、肝功能、肾功能、血型、尿常规、乙型肝炎病毒、梅毒螺旋体、丙型肝炎病毒、人类免疫缺陷病毒检测、心电图、胎儿颈后透明层厚度，必要时检测 TORCH。

妊娠早期为什么要检查乙肝、丙肝、梅毒、艾滋病？

乙肝、丙肝、梅毒及艾滋病均为对人体危害极大的传染病，且具有相同的传播途径。目前除梅毒外，均缺乏有效的治疗手段，为能及早发现以便阻断母婴垂直传播的发生及避免医院感染，妊娠早期检查意义重大。

（1）乙型肝炎病毒：乙型肝炎病毒母婴垂直传播是导致婴儿患慢性乙型肝炎的主要原因。目前，虽不能治愈孕妇乙肝，但对高危婴儿出生后进行主被动联合免疫，即注射乙肝疫苗及注射乙肝特异性免疫球蛋白，可有效减少婴儿的感染。携带乙型肝炎病毒的孕妇所生婴儿，如未接受免疫预防措施，单项乙型肝炎病毒表面抗原阳性孕妇分娩的婴儿有 40%~50% 在 6 个月内转为阳性，而乙型肝炎病毒表面抗原和乙型肝炎病毒 e 抗原同时阳性孕妇分娩的婴儿 6 个月内乙型肝炎病毒表面抗原转阳率可达 90% 以上。另外，孕妇产前注射乙肝特异性免疫球蛋白，对母婴垂直传播也有阻断作用。

（2）梅毒：近年来，梅毒的发病率呈现显著的上升趋势，妊娠期梅毒也不例外。妊娠期梅毒是导致婴儿先天性梅毒和发生流产、早产及死胎的主要原因之一。先天性梅毒是唯一能在子宫内预防和治疗的疾病，而且越早发现，越早接受抗梅毒治疗，分娩先天性梅毒儿的概率越低。因此更强调妊娠早期梅毒螺旋体筛查。

（3）丙型肝炎病毒和人类免疫缺陷病毒：目前丙肝和艾滋病仍缺乏有效的治疗方法，也尚未开发出有效的疫苗，医师会根据孕妇的感染状态，给予积极的抗病毒治疗和选择性进行剖宫产，可以有效阻断母婴垂直传播的发生。产后通过指导孕妇实施人工喂养，避免母乳喂养，也有利于对新生儿的保护，降低新生儿的感染率。

通过以上 4 种传染病的检测，发现潜在的传染源，也有助于医务人员在诊疗和护理时加强操作隔离保护，避免医院感染，还能为产妇产前是否已感染以上 4 种传染病提供证据，避免日后医疗纠纷的发生。

妊娠早期为什么要检测甲状腺功能？

甲状腺的生理功能对生殖支持很重要，若甲状腺功能正常，可有利于怀孕分娩，保证胎儿的健康。最好在妊娠前检查甲状腺功能，或尽可能在怀孕 8 周以前检查。对于育龄期女性，甲状腺功能异常较常见，如甲状腺功能减退（甲减）、甲状腺功能亢进（甲亢）等。妊娠期出现甲亢容易导致流产或早产，且此时孕妇处于高代谢状态，不能为胎儿提供所需的营养，易导致胎儿生长受限。如果妊娠期出现甲减，不孕时治疗会增加妊娠期各种并发症的发生风险，如胎盘早剥、子痫前期、流产、早产、死亡、胎儿畸形、胎儿生长受限等。

地中海贫血是什么检查？

地中海贫血又称珠蛋白生成障碍性贫血，是近年来妊娠合并血液疾病中的一种患病率逐步升高的类型，其发病是由于编码珠蛋白的基因突变或缺失，引起珠蛋白生成障碍，进而影响血红蛋白的生成与比例，从而失去正常平衡的一种单基因组遗传的溶血性疾病。地中海贫血在人类单基因病中较为常见，有研究显示，全球地中海贫血发病率较高，为 2.5%~25.0%，有缺陷的珠蛋白基因携带率为 1.7%。好发于地中海沿岸、非洲和东南亚地区，具有明显的种族特征和地域分布差异。我国长江以南为高发区，其中尤以广西、广东、海南三省为甚，其他还有云南、贵州、福建、江西、湖南、四川、重庆、香港、台湾等省、市、地区。在我国北方也可见于古丝绸之路沿线的陕西、甘肃、新疆等。近年来，随着人口迁徙和南北通婚日益增多，地中海贫血基因携带者呈现向北蔓延的趋势，地中海贫血防控不再局限于南方。在我国广东、广西、海南、湖南、湖北、四川、重庆等地，地中海贫血筛查已经被纳入妊娠早期保健的必查项目。目前，世界范围内预防地中海贫血的主要方法包括在妊娠前对备孕女性进行地中海贫血基因的表型检测、遗传咨询，以及产前诊断等。如果备孕女性既往已筛查过，不必重复筛查。

妊娠早期进行血型检测有什么意义？

妊娠早期血型检测主要是检测孕妇看是否会发生 ABO 血型不合溶血或 Rh 血型不合溶血现象。如果母亲是 O 型血，父亲是 A 型、B 型或 AB 型，小孩子可能是 A 型、B 型或 AB 型，如果母亲和孩子的血型不一致可能导致胎儿在妈妈肚子里面发生一些问题，且胎儿出生后容易发生黄疸。一般通过 ABO 溶血检查来判断孕妇是否存在 ABO 血型不合，ABO 溶血的抗体效价正常值为 1 ：64，低于这个值是正常的，达到 1 ：128 以上才诊断为 ABO 血型不合，需警惕可能发生溶血。只要在妊娠早期诊断 ABO 血型不合，医师就会更重视它，在妊娠期监测孕妇的相应血型不合的抗体，在新生儿出生后及时对新生儿做血型检查，密切观察出生之后黄疸出现的情况，针对新生儿情况给予相应的治疗，预后效果很好。Rh 血型不合的孕妇需特别注意。

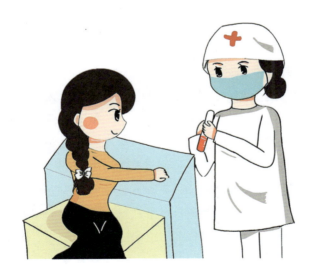

血型检测还可以为治疗妊娠期及产后发生的出血性疾病做好准备。受到身体条件等其他方面的影响，妊娠期可能会发生流产、早产、前置胎盘、胎盘早剥等症，这些症状都会引起大量出血，而发生产后出血的概率也很高，这些都有可能危及产妇的生命。产前根据孕妇的血型准备好相同血型的血液，能在孕妇或产妇发生大量出血时进行及时抢救。尤其是 Rh 阴性血源比较短缺，提前做好血型鉴定，有助于准备血源。

妊娠早期需要检测人绒毛膜促性腺激素吗？

人绒毛膜促性腺激素是由胎盘的滋养层细胞分泌的一种糖蛋白。卵子受精后形成的受精卵移动到子宫腔内着床后，形成胚胎，在发育成长为胎儿过程中，胎盘合体滋养层细胞会产生大量的人绒毛膜促性腺激素，可通过孕妇血液循环排泄到尿中。孕 1~2.5 周时，血清和尿中的人绒毛膜促性腺激素水平即可迅速升高，孕 8 周达到高峰，至孕 4 个月始降至中等水平，并一直维持到妊娠晚期。

该激素的生理作用包括促进排卵和卵泡植入、维持黄体寿命和保胎，不仅能促进性腺的发育和性激素的分泌，还能促进第二性征的发育、刺激甲状腺的活性及保护滋养层不受免疫攻击。"按部就班"的孕妇，停经 4 周验孕棒检测为阳性，停经 5 周 B 超可见妊娠囊，停经 6~7 周 B 超可见胚芽及心管搏动，无须监测人绒毛膜促性腺激素。而"一波三折"的孕妇，如既往反复流产、异位妊娠，或者 B 超迟迟未见妊娠囊、胚芽、心管搏动等，可以通过监测人绒毛膜促性腺激素来判断妊娠的时机和状态，并适当干预。月经不规则的孕妇，需要根据同房及排卵时间核对孕周再来评判。

5 有早产风险怎么办?

妊娠早期为什么会发生流产?

大部分自然流产是因为胚胎本身发育不良，这是自然选择的过程。但是如果反复自然流产，还是需要尽量查明流产原因。能够引起妊娠早期流产的原因比较多，包括胚胎因素、母体因素、父亲因素、环境因素等。

（1）胚胎因素：胚胎或胎儿染色体异常是早期流产最常见的原因。染色体异常包括数目异常和结构异常。前者（数目异常）以三体最多见，常见的有 13- 三体、16- 三体、18- 三体、21- 三体和 22- 三体，其次为 X 单体，三倍体及四倍体少见；后者（结构异常）引起流产并不常见，主要有平衡易位、倒置、缺失和重叠及嵌合体等。

（2）母体因素

1）全身性疾病：孕妇患全身性疾病，如严重感染、高热疾病、严重贫血或心力衰竭、血栓性疾病、慢性消耗性疾病、慢性肝肾疾病或高血压等，均可能导致流产。TORCH 感染虽对孕妇影响不大，但可感染胎儿导致流产。

2）生殖器异常：子宫畸形（如子宫发育不良、双子宫、双角子宫、单角子宫、纵隔子宫等），子宫肌瘤（如黏膜下肌瘤及某些肌壁间肌瘤），子宫腺肌病，宫腔粘连等，均可影响胚胎着床发育而导致流产。宫颈重度裂伤、宫颈部分或全部切除术后、宫颈内口松弛等导致的宫颈功能不全，可导致胎膜早破而发生晚期流产。

3）内分泌异常：女性内分泌功能异常（如黄体功能不全、高催乳素血症、多囊卵巢综合征等），甲状腺功能减退，糖尿病血糖控制不良等，均可导致流产。

4）强烈应激与不良习惯：妊娠期无论严重的躯体（如手术、直接撞击腹部、性交过频）或心理（过度紧张、焦虑、恐惧、忧伤等精神创伤）的不良刺激均可导致流产。孕妇过量吸烟、酗酒、过量饮咖啡，均可能导致流产。

5）免疫功能异常：包括自身免疫功能异常和同种免疫功能异常。前者主要发生在抗磷脂抗体、抗 β2- 糖蛋白抗体、狼疮抗凝血因子阳性的患者，临床上可仅表现为自然流产、复发性流产，也可同时存在有自身免疫病（如系统性红斑狼疮等）；少数发生在抗核抗体阳性、抗甲状腺抗体阳性的孕妇。后者是基于妊娠属于同种异体移植的理论，母胎的免疫耐受是胎儿在母体内得以生存的基础。母胎免疫耐受有赖于孕妇在妊娠期间能够产生足够的针对父系人白细胞抗原（HLA）的封闭性因子。如夫妇的 HLA 相容性过大，可以造成封闭性因子缺乏、自然杀伤细胞的数量或活性异常升高，有可能导致不明原因复发性流产。

（3）父亲因素：有研究证实精子的染色体异常可导致自然流产。但临床上精子畸形率异常增高是否与自然流产有关，尚无明确的证据。

（4）环境因素：过多接触放射线和砷、铅、甲醛、苯、氯丁二烯、氧化乙烯等化学物质，均可能引起流产。

妊娠早期流产可以预防吗？

胚胎染色体异常导致的流产是没办法预防的，这是自然选择的过程，但对于其他原因导致的流产，可以采取措施尽量避免早期流产的发生。第一，避免剧烈运动，平常生活中最好穿平底鞋，不要穿高跟鞋。第二，要避免性生活，以防受到过度刺激，进而引发宫缩。第三，要保持外阴卫生，避免生殖道炎症等。第四，避免不良生活习惯，如熬夜、酗酒、过量吸烟等都可能导致先兆性流产，注意休息，避免过度劳累。第五，需要保持良好平和的心态，过度紧张、忧虑、伤心等也会导致先兆性流产。妊娠早期以清淡饮食为主，最好能够遵循少食多餐原则。除此之外，孕妇在妊娠早期可以适当多吃富含叶酸的食物，可以预防胎儿神经管畸形。定期产检，以便医师及时发现并处理异常情况。

阴道出血就一定会流产吗？

出血通常是指阴道出血，而阴道出血是否会流产一般要根据其原因来判断，不可一概而论，阴道出血的常见原因包括受精卵着床、先兆流产及宫颈癌等。

（1）受精卵着床：受精卵着床后，部分孕妇会出现阴道出血的症状，但出血量一般较少，属于正常的生理现象，不会影响胚胎的发育，因此也不会造成流产。

（2）先兆流产：通常是指孕28周前有少量阴道出血，若未及时采取治疗，可能会导致流产，因此孕妇在确诊先兆流产后应及时进行保胎治疗，常用药物为地屈孕酮、孕酮等。另外，如果治疗过程中孕妇阴道出血的症状加重，且人绒毛膜促性腺激素水平持续下降，此时流产一般不可避免，需停药并终止妊娠。

（3）宫颈癌：即出现在子宫颈部位的恶性肿瘤，大多是由于人乳头瘤病毒感染导致，早期无明显症状，但随着病情发展，可逐渐出现阴道出血、阴道异常排液的症状，部分患者还可出现流产的情况。患宫颈癌的女性，一般不建议怀孕，而已经怀孕的女性，则需要在结束妊娠后及时进行治疗，首选治疗方式为手术治疗，但若存在手术禁忌证，也可选择放化疗。

除此之外，还需要与宫颈息肉、异位妊娠、葡萄胎等鉴别。出血后需及时就医，如有组织排出，需一起带往医院。医师通常会进行妇科检查，查看出血部位，完善彩超、血人绒毛膜促性腺激素等检查，明确出血原因，进行相应处理。宫颈病变的出血通常不会造成流产，只有宫腔出血才有流产风险，但要根据出血量多少和是否伴有腹痛而定。

6 孕酮低就会流产吗？

孕酮又称黄体酮，是维持妊娠的重要激素。主要由女性的卵巢黄体分泌，可以在女性妊娠期间为胎儿保驾护航。一方面，孕酮在女性月经周期后期会开始促使子宫黏膜内腺体增长，子宫会出现一定程度的充血，子宫内膜增厚，有利于受精卵着床。另一方面，可以降低子宫平滑肌的兴奋度，减轻子宫平滑肌的敏感性，避免子宫对胚胎的排斥反应，从而有利于胎儿在子宫内的生长发育。

如果孕酮数值偏低，那么子宫内膜就不能维持正常的状态，而是会因为得不到足量孕酮的支持，发生剥离脱落。而胚胎是生长在子宫内膜上的，子宫内膜脱落，胚胎也有可能会不稳定，随之脱落，因此有造成流产的可能。虽然流产时孕酮值肯定低，但孕酮值低不代表一定会流产。首先，人体内的孕酮呈脉冲式分泌，孕酮值波动程度很大，时而呈高峰，时而呈低谷，而且个体差异很大，因此某一次的孕酮值并不能反映真实情况。其次，孕酮值究竟多少算低存在争议，临床中并无定论。在实际工作中，如果没有阴道出血或腹痛等先兆流产迹象，一般并不主张常规抽血查孕酮；高危的孕妇如果需要查血，建议动态监测人绒毛膜促性腺激素，只要人绒毛膜促性腺激素值呈正常上升趋势，提示胚胎发育正常，就可以暂时观察。

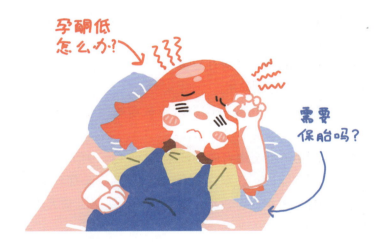

流产后怎么处理？

（1）难免流产：宫口开了，流产不可避免，需尽早清除宫内妊娠物，此时需要清宫术。

（2）不全流产：宫内妊娠物没流干净，存在部分残留，需要清宫术处理，同时应用抗生素预防感染。

（3）完全流产：宫内妊娠物完全流干净了，需做 B 超检查，同时观察阴道出血情况。

（4）稽留流产：胎儿在宫内已死亡，未排出，时间长了容易并发凝血功能障碍，清宫术前需进行凝血功能检查，完善术前备血，术后应用宫缩剂，预防出血等。

以前自然流产过的妊娠期女性需要注意什么？

（1）染色体异常夫妇，应于孕前进行遗传咨询，确定是否可以怀孕。夫妇一方或双方有染色体结构异常，仍有可能分娩健康婴儿，其胎儿有可能遗传异常的染色体，必须在妊娠中期行产前诊断。

（2）黏膜下肌瘤患者应在宫腔镜下行摘除术，影响妊娠的肌壁间肌瘤可考虑行剔除术。

（3）纵隔子宫、宫腔粘连患者应在宫腔镜下行纵隔切除、粘连松解术。

（4）宫颈功能不全患者应在妊娠 12~14 周行预防性宫颈环扎术，术后定期随诊，妊娠达到 37 周或以后拆除环扎的缝线。若环扎术后有阴道出血、宫缩，经积极治疗无效，应及时拆除缝线，以免造成宫颈撕裂。

（5）抗磷脂抗体阳性患者可在确定妊娠以后使用低分子量肝素皮下注射，或加小剂量阿司匹林口服。继发于自身免疫病（如系统性红斑狼疮等）的抗磷脂抗体阳性患者，除抗凝治疗外，还需要使用免疫抑制剂。

（6）黄体功能不全者，应肌内注射黄体酮 20~40 毫克／天，也可考虑口服黄体酮，或使用黄体酮阴道制剂，用药至孕 12 周时可停药。

（7）甲状腺功能减退者应在孕前及整个妊娠期补充甲状腺素。

（8）原因不明的复发性流产女性，尤其是怀疑同种免疫性流产者，可行淋巴细胞主动免疫或静脉免疫球蛋白治疗，但仍有争议。

（9）因宫颈先天发育异常或后天损伤所造成的宫颈功能异常而无法维持妊娠，最终导致流产，称为宫颈功能不全。宫颈功能不全者可根据病史、超声检查和临床表现做出诊断。必要时需行宫颈环扎。

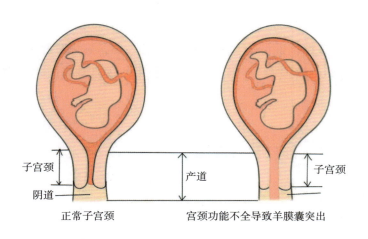

子宫颈

阴道

产道

子宫颈

正常子宫颈　　　　宫颈功能不全导致羊膜囊突出

（马佩佩）

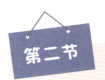

第二节

妊娠中、晚期要做什么？

1 什么时候是妊娠中期，什么时候是妊娠晚期？

妊娠早期是胚胎形成、胎儿器官分化的重要时期，是指孕 13 周 $^{+6}$ 天前，而妊娠中期指孕 14~27^{+6} 周，妊娠晚期指孕 28 周至分娩。妊娠中、晚期是胎儿生长和各器官发育成熟的重要时期。

2 孕妇应什么时候建档？

建档的时机和意义

孕妇建档又称建卡，即在医院建立个人怀孕档案，怀孕建档是对孕妇统一管理的一种措施。当验孕棒或排卵试纸检测呈阳性，并通过超声确认为宫内妊娠（胚胎存活）后，最早孕 8 周即可到产科建档。建档的最佳时间是孕 12 周左右，因为各省、市级医院孕期管理不同，且具有区域性，建档时间及建档的要求略有差异。

孕妇保健卡记录着宝妈的基本信息，整个孕期的产检情况，以及怀孕过程中需要注意的事项，便于医师可以通过记录的内容来掌握孕妇的身体状况，进行科学、有效的孕期管理。

妊娠风险五色管理

医院为了加强孕产妇保健管理，孕 6~8 周建议尽早通过超声检查明确宫内妊娠及妊娠孕周、胎儿数目。妊娠早、中期（孕 8 周以后）建议到产科门诊建档，填写相关资料或信息。孕妇建档后，产检记录单上会出现不同的颜色条码，代表不同的妊娠风险，需要到不同级别的医疗机构进行产检及分娩，这就是孕产妇的五色管理（表 3-2-1）。

表 3-2-1　孕产妇五色分级管理

颜色分类	病情	孕期保健及住院分娩指导
绿色（低风险）	孕妇基本情况良好，未发现妊娠合并症、并发症	二级医疗机构接受孕产期保健和住院分娩
黄色（一般风险）	孕妇基本情况存在一定的危险因素，或患有妊娠合并症、并发症，但病情较轻且稳定	二级以上医疗机构接受孕产期保健和住院分娩。对妊娠风险分级为紫色的孕产妇，应当按照传染病防治相关要求进行管理
橙色（较高风险）	孕妇基本情况存在一定的危险因素，或患有妊娠合并症、并发症，对母婴安全有一定的威胁	
红色（高风险）	孕妇患有严重的妊娠合并症、并发症，继续妊娠可能危及孕妇生命	
紫色（传染病）	孕妇患有传染性疾病（乙肝、梅毒、艾滋病）	

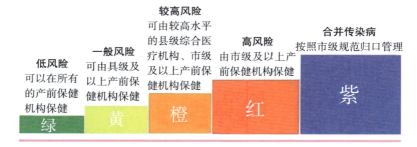

较高风险
可由较高水平
的县级综合医
疗机构、市级
及以上产前保
健机构保健

高风险
由市级及以上产
前保健机构保健

合并传染病
按照市级规范归口管理

一般风险
可由具级及
以上产前保
健机构保健

低风险
可以在所有
的产前保健
机构保健

绿　黄　橙　红　紫

五种颜色进行分类标识

3 为什么说妊娠中期是最舒服的？

妊娠早期因激素变化的影响，孕妇早孕反应较重，大部分孕 6 周开始出现畏寒、头晕、流涎、乏力、嗜睡、食欲缺乏、喜酸、厌油、恶心、晨起呕吐等，多在停经 12 周左右症状开始缓解，因此，到了妊娠中期，孕妈妈会感觉相对比较舒服。

4 哪些是妊娠中、晚期的正常表现？

妊娠中、晚期孕妇会发现随着肚子慢慢变大，孕 20 周左右开始可以感觉到宝宝的胎动，到孕 32~34 周时胎动强度和频率都达到高峰，孕 38 周后胎动强度及频率会逐渐减少。胎动在夜间和下午较为活跃，孕 28 周以后，每 2 小时胎动次数 ≥ 10 次。

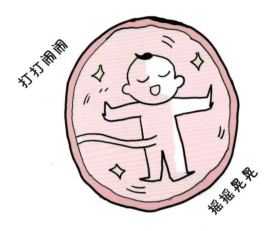

5 产前检查是第二道防线，妊娠中、晚期都需要做哪些检查？

妊娠中期产检

（1）（孕 15~19^{+6} 周）产前诊断（唐氏筛查、无创 DNA 产前检测、羊水穿刺）。

（2）（孕 20~23^{+6} 周）胎儿系统彩超（大排畸）。

（3）（孕 24~27^{+6} 周）75 克口服葡萄糖耐量试验（糖尿病筛查）。

妊娠晚期产检

（1）（孕 28~31^{+6} 周）胎儿常规彩超（小排畸）、复查妊娠早期生化指标。

（2）（孕32~35^{+6}周）高危孕妇提前胎心监护、必要时复查彩超、白带分析、B族链球菌筛查（GBS）。

（3）（36~40^{+6}周）每周1次产检，胎心监护、胎儿常规彩超、复查生化指标。

以上产检内容为常规检测项目，当高危妊娠或产检异常时，需专科医师制定个体化产检项目及产检频率。

6 什么时候做 NT 检查?

NT 是指在妊娠早期利用超声检测胎儿颈后部皮下组织内液体积聚的厚度，称为颈后透明层厚度，适合所有孕妇（11~13^{+6}周），一般≥3毫米为 NT 增厚。如果胎儿颈后透明层厚度增加，那么发生胎儿染色体异常的可能性也增加，医师就会建议进一步进行无创 DNA 或羊水穿刺检查。

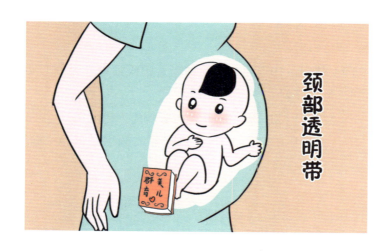

7 什么时候做唐氏筛查？

　　唐氏筛查是筛查胎儿有无唐氏综合征的检查，一般是在孕15~20周通过抽取孕妇的血液检测分析预测胎儿染色体畸形的概率。唐氏筛查有一定的错误率，如果唐氏筛查有问题的女性，建议一定要采取进一步检查（如无创 DNA 产前检测或羊水穿刺）以明确。

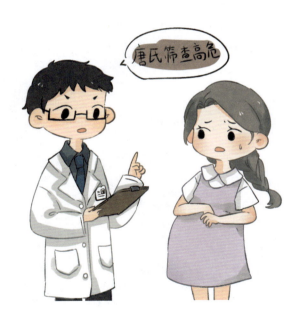

8 什么是羊水穿刺？哪些孕妇需要做羊水穿刺？羊水穿刺需要注意些什么？

什么是羊水穿刺？

羊水穿刺主要是通过穿刺抽取羊水检测分析胎儿染色体的检查，是诊断胎儿染色体疾病的"金标准"，但是有一定的创伤。超声介导下的羊膜腔穿刺术是目前应用最广泛、相对安全的介入性的产前诊断技术。需抽取羊水，获得其中的胎儿细胞或胎儿 DNA 进行遗传学检查。

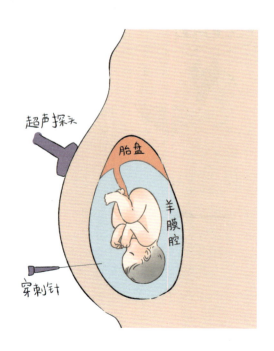

禁忌证：①羊水过少或极少；②先兆流产有宫缩时；③胎膜早破，孕妇有感染征象；④孕妇凝血功能异常；⑤不明原因的阴道流血。

手术时机：染色体核型分析或DNA鉴定最佳孕周为15~24周，但也可延迟至晚孕期。

哪些孕妇需要做羊水穿刺？羊水穿刺有哪些并发症？

有以下情况的孕妇需要做羊水穿刺：①年龄≥35岁；②曾生育过染色体异常患儿的孕妇；③夫妻之一是染色体平衡易位携带者或倒位者；④孕妇为某种性连锁遗传病基因携带者，以X性连锁隐性遗传病居多，如红绿色盲、血友病等；⑤夫妻双方为某种单一基因病患者，或孕妇曾生育过某单一基因病患儿；⑥曾有不明原因自然流产史、畸胎史、死产或新生儿死亡的孕妇；⑦孕早期接触过可能导致胎儿先天性缺陷的物质、环境等；⑧妊娠期超声检查发现胎儿异常的孕妇；⑨唐氏综合征、无创产前筛查为高风险的孕妇；⑩本次妊娠羊水过多或羊水过少的孕妇。

手术并发症：①穿刺失败。15~22周羊水穿刺成功率为99.6%。部分孕妇因前壁胎盘面积过大或孕妇肠管与子宫前壁粘连无法进针。一般穿刺不超过两次。②穿刺术后一过性阴道流液。因穿刺针眼处羊水漏出，沿羊膜囊外壁流向宫颈。少量流液通常预后较好，需适当休息；若流液多也可能导致胎膜早破，发生流产。③穿刺后流产。通常穿刺后流产的概率为0.2%~2.1%。④羊膜绒毛膜分离。需动态复查超声，即使发生，也无须特殊处理，需适当休息。

羊水穿刺需要注意什么？

①严格无菌操作，以防感染；②不要在宫缩时穿刺，警惕羊水栓塞发生，注意孕妇生命体征变化，有无咳嗽、呼吸困难、发绀等异常；③尽可能一次成功，避免多次操作，最多不超过3次；④注意避开肠管和膀胱；⑤ Rh 阴性血型孕妇羊水穿刺术后需要注射 Rh 免疫球蛋白。

9 妊娠期要做多少次 B 超？B 超对孩子有影响吗？

B 超是一种声波传导，不存在电离辐射和电磁辐射，跟 X 线、CT 原理不一样，医学使用的 B 超是低强度的，低于安全阈值，妊娠早期检查时间短，并且是非定点的滑行检查，对胚胎来说是安全的，至今尚没有 B 超检查引起胎儿畸形的报道，因此有医学指征的 B 超检查是安全的。如果孕妇没有特殊风险和疾病，整个妊娠期需要做 5~6 次 B 超，分别为妊娠早期，孕 12周，孕 22~26 周，孕 30~32 周，孕 37~38 周，孕 40 周。如果孕妇有特殊的妊娠期并发症和合并症，如前置胎盘、先兆流产、先兆早产、宫颈功能不全、双胎或多胎妊娠、胎儿生长受限等情况时，就需要适当增加做 B 超的次数以了解胎儿的宫内发育状况，因此，应该根据病情决定做 B 超的次数。

10 系统 B 超什么时候做？

胎儿系统 B 超检查在 22~26 周时候进行。也有的地方习惯称为"三维彩超"或者"四维彩超"。大排畸的 B 超主要观察胎儿各个系统的发育情况，包括心脏、脑、口唇、四肢以及各个重要脏器的发育情况。大排畸 B 超也不是万能的，由于超声检查本身的局限性，再加上胎儿畸形的复杂性，即便经验丰富的超声医师，也无法完全检查出胎儿可能存在的畸形，如胎儿耳道闭锁、外耳畸形、肛门闭锁或先天性无肛门、并指、多指等。

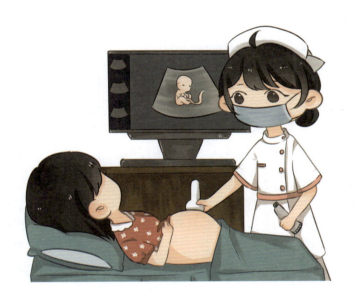

11 多胎做 B 超的频次和单胎是一样的吗？

双胎妊娠做 B 超的时间和频次和单胎不一样，单胎妊娠只要做 5~6 次 B 超，但是双胎妊娠除早期（12 周左右）进行一次 NT 检查外，还需根据双胎管理指南、双胎绒毛膜性不同，确定 B 超检查的次数，具体如下。

（1）双绒毛膜性双胎妊娠中晚期每月进行 1 次 B 超检查，一旦有异常情况，可能需要增加 B 超次数。

（2）单绒毛膜性双胎从孕 16 周开始，每 2 周进行 1 次 B 超检查，主要监测 2 个胎儿间的各项指标，生长发育差异、羊水量分布、脐血流和大脑中动脉血流等血流异常情况，监测胎儿发育及宫内安危，以便及早发现异常情况，尽早处理。

12 什么是妊娠期高血糖？

妊娠期高血糖也称妊娠合并糖尿病，包括 2 种情况，一种为孕前糖尿病的基础上合并妊娠，称为糖尿病合并妊娠（占比小于 10%）；另一种为妊娠前糖代谢正常，到妊娠期才出现的糖尿病，称为妊娠期糖尿病（占比超过 90%）。妊娠期糖尿病患者的糖代谢异常大多于产后恢复正常，但之后患 2 型糖尿病概率增加。

妊娠期糖尿病的高危因素如下。①孕妇因素：年龄 ≥ 35 岁、妊娠前超重或肥胖、糖耐量异常史、多囊卵巢综合征；②家族史：糖尿病家族史；③妊娠分娩史：不明原因的死胎、死产、流产史、巨大胎儿分娩史、胎儿畸形和羊水过多史、妊娠期糖尿病史；④本次妊娠因素：妊娠期发现胎儿大于孕周、羊水过多等。

13 为什么会出现妊娠期高血糖？

在妊娠早、中期，随着孕周增加，胎儿对营养物质的需求量也逐渐增加，主要通过胎盘从母体获取葡萄糖作为能量来源，而孕妇血浆葡萄糖水平随妊娠进展而降低，空腹血糖约降低10%。到妊娠中、晚期，孕妇体内拮抗胰岛素样物质增加，如肿瘤坏死因子、瘦素、胎盘生乳素、雌激素、孕酮、皮质醇和胎盘胰岛素酶等，这些物质使孕妇对胰岛素的敏感性下降，为维持正常糖代谢水平，对胰岛素需求量相应增加而胰岛素分泌受限的孕妇，因不能代偿这一生理变化而使血糖升高，出现妊娠期糖尿病或使原有糖尿病加重。

14 妊娠期高血糖对孕妇和宝宝有哪些影响？

妊娠期高血糖对母胎的影响及其程度取决于孕妇的糖尿病病情及血糖控制水平。病情较重或血糖控制不良者，对母体和胎儿的影响极大，早、远期并发症较高。

对孕妇的影响

（1）高血糖可使胚胎发育异常甚至死亡，流产发生率达15%~30%。

（2）发生妊娠期高血压疾病的可能性较非糖尿病孕妇高2~4倍，可能与存在严重胰岛素抵抗状态及高胰岛素血症有关；当糖尿病伴有微血管病变尤其合并肾脏病变时，妊娠期高血压及子痫前期发病率可达50%以上。

（3）未能很好控制血糖的孕妇易发生感染，感染亦可加重糖尿病代谢紊乱，甚至诱发酮症酸中毒等急性并发症。

（4）羊水过多发生率较非糖尿病孕妇多10倍，其原因可能与胎儿高血糖、高渗性利尿导致胎尿排出增多有关。

（5）因巨大胎儿发生率明显增高，难产、产道损伤、手术产概率增高，产程延长易发生产后出血。

（6）1型糖尿病孕妇易发生糖尿病酮症酸中毒。由于妊娠期复杂的代谢变化，加之高血糖及胰岛素相对或绝对不足，代谢紊乱进一步发展到脂肪分解加速，血清酮体急剧升高，进一步发展为代谢性酸中毒，是孕妇死亡的主要原因。

（7）妊娠期糖尿病孕妇再次妊娠时，妊娠期糖尿病复发率高达 33%~69%。远期患糖尿病概率也增加，17%~63% 将发展为 2 型糖尿病。同时，远期心血管系统疾病的发生率也升高。

对胎儿的影响

（1）巨大胎儿：发生率为 25%~42%。原因为胎儿长期处于母体高血糖所致的高胰岛素血症环境中，促进蛋白、脂肪合成和抑制脂解作用，导致躯体过度发育。

（2）胎儿生长受限：发生率约 21%。妊娠早期高血糖有抑制胚胎发育的作用，导致胚胎发育落后。糖尿病合并微血管病变者，胎盘血管常出现异常，影响胎儿发育。

（3）流产和早产：妊娠早期血糖高可使胚胎发育异常，最终导致胚胎死亡而流产。合并羊水过多易发生早产，并发妊娠期高血压、胎儿窘迫等并发症时，常需提前终止妊娠，早产发生率为 10%~25%。

（4）胎儿窘迫和胎死宫内：可由妊娠中晚期发生的糖尿病酮症酸中毒导致。

（5）胎儿畸形：未控制孕前糖尿病的孕妇，胎儿严重畸形的发生率为正常妊娠孕妇的 7~10 倍，与受孕后最初数周高血糖水平密切相关，是围产儿死亡的重要原因。

对新生儿的影响

（1）新生儿呼吸窘迫综合征：发生率增高。高血糖刺激胎儿胰岛素分泌增加，形成高胰岛素血症，后者具有拮抗糖皮质激素促进 II 型肺泡细胞表面活性物质合成及释放的作用，使胎儿肺表面活性物质产生及分泌减少，胎儿肺成熟延迟。

（2）新生儿低血糖：新生儿脱离母体高血糖环境后，高胰岛素血症仍存在，若不及时补充糖，易发生低血糖，严重时危及新生儿生命。

15 什么时候做糖耐量检查？

推荐医疗机构对所有尚未被诊断为糖尿病合并妊娠或妊娠期糖尿病的孕妇，在妊娠 24~28 周及 28 周后首次就诊时行 75 克口服葡萄糖耐量试验。75 克口服葡萄糖耐量试验的诊断标准：空腹及服糖后 1 小时、2 小时的血糖值分别低于 5.1 毫摩尔 / 升、10.0 毫摩尔 / 升、8.5 毫摩尔 / 升。任何一项血糖值达到或超过上述标准即诊断为妊娠期糖尿病。孕妇具有妊娠期糖尿病高危因素或者医疗资源缺乏地区，建议妊娠 24~28 周首先检查空腹血糖。空腹血糖 ≥ 5.1 毫摩尔 / 升，可以直接诊断为妊娠期糖尿病，不必行 75 克口服葡萄糖耐量试验。

16 妊娠期如何科学控制血糖？

国际推荐孕妇的妊娠期血糖控制目标为餐前及空腹 < 5.3 毫摩尔 / 升、餐后 1 小时血糖 < 7.8 毫摩尔 / 升或餐后 2 小时血

糖 < 6.7 毫摩尔 / 升，避免夜间血糖 < 3.3 毫摩尔 / 升。控糖期间要严防低血糖发生；当经过饮食和运动管理，妊娠期血糖不达标时，应及时在医师指导下加用胰岛素或口服降糖药物进一步控制血糖。

友情提示：饮食要注意少食多餐，可多吃一些粗粮、杂粮、杂豆以及口味偏酸的水果（如苹果、柚子、樱桃）等血糖生成指数低的食物，同时餐后 1 小时适当运动 30~40 分钟。

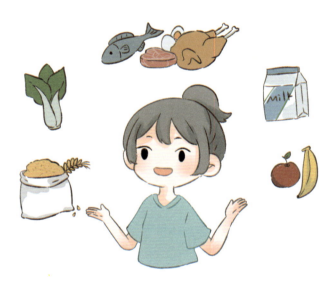

（赤　菲　陈菲菲）

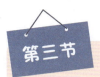

第三节

妊娠期有哪些注意事项？

1 发生阴道出血我们要警惕什么？

妊娠早期阴道出血需警惕先兆流产、不全流产、流产、异位妊娠可能；妊娠晚期阴道出血伴不规律腹痛需警惕先兆早产、早产临产可能；妊娠中晚期阴道出血伴腹痛者需警惕胎盘早剥，不伴腹痛者需警惕前置胎盘。

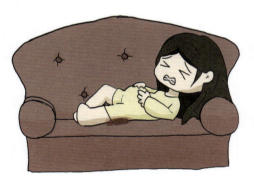

2 胎动这个宝宝的"语言"，您读懂了吗？

胎动指胎儿躯体活动。常在妊娠 20 周左右开始自觉胎动，胎动随妊娠进展逐渐增强，至妊娠 32~34 周达高峰，妊娠 38 周后逐渐减少。胎动在夜间和下午较为活跃，常在胎儿睡眠周期消失，持续 20~40 分钟。妊娠 28 周以后，正常胎动次数 ≥ 10 次 /2 小时。

可依据 12 小时胎动数来判断胎儿的健康状况。只需每天早晨醒来、中午、晚上休息时各数 1 小时胎动，再将 3 小时胎动相加，所得的和乘以 4，即为 12 小时胎动数。一般 12 小时胎动 ≥ 30 次为正常。如 12 小时胎动数 < 20 次，应来医院检查，看胎盘功能是否不良；如 ≤ 10 次，或比前 1 天下降 50%，应视为胎儿危险，应立即到医院就诊。

3 腹痛是分娩的信号吗？

妊娠期腹痛是孕妇遇到的常见症状，不同阶段腹痛的原因不一样。妊娠早期出现的腹痛有可能是生理上的痛，也有可能是病理上的痛，孕妇要学会判断。有些孕妇因子宫增大不断刺激肋骨下缘，可引起肋骨钝痛或因耻骨联合松弛分离而疼痛，甚至导致活动受限，这属于生理性腹痛，不用担心，多卧床休息就可缓解。在妊娠早期出现腹痛，特别是下腹部疼痛，首先应该想到是否为妊娠并发症，这属于病理性腹痛，常见的并发症有先兆流产和异位妊娠，应立即到医院就诊。因此，腹痛并不一定就是临产的先兆，走得快了可能引起腹痛，吃错东西了同样也有可能引起腹痛，不用太敏感。

4 胎心监护重要吗？

胎心监护是应用胎心率电子监护仪记录胎心率曲线和宫缩

压力波形并进行分析，通过连续观察胎心及其与胎动和宫缩间的关系，评估胎儿在宫内的安危情况。若胎心监护结果正常，说明胎儿宫内状况良好；若结果异常，提示胎儿有宫内缺氧的可能。医师会综合评估，酌情采取紧急措施，进行宫内复苏，甚至紧急终止妊娠。

5 妊娠期为什么侧着睡比较好？

妊娠中晚期可适当左侧卧位。主要原因：第一，有助于血液循环。因为人体的心脏是偏向左边位置的，并且随着胎儿的成长，可能会压迫身体的主动脉，导致静脉血液的流通变慢，因此向左侧睡的时候有利于血液循环，提高睡眠期间血液与胎儿之间的氧气交换。第二，可以改善子宫右旋的状态。在胎儿发育的过程中，子宫会有一定程度的右旋生长，导致子宫韧带及系膜部分的牵引力太大，而左侧卧位能够对这种右旋倾向进行反向调整，舒缓子宫，更利于血液的流通。建议孕妇采取自身舒适的姿态休息。

6 孕妇为什么要重视体重管理？

妊娠期体重管理的益处

（1）对孕妇的益处：有利于顺产；有助于孕妇产后快速恢复体形，减少各种并发症的发生，减少难产与早产的发生；有益于黄金母乳时期的母乳喂养。

（2）对胎儿的益处：有助于提高胎儿的抵抗力，降低低体重儿与巨大儿的发生率，以及新生儿窒息与死亡的发生风险；有助于提高胎儿出生后的早期学习能力。

妊娠期体重异常的危害

（1）对孕妇的影响：可能使巨大儿、充血性心力衰竭、2型糖尿病、妊娠高血压等的发生率升高，同时升高难产率和剖宫产率。

（2）对胎儿的影响：可能使难产、胎儿产伤发病率升高，包括颅内出血、锁骨骨折、臂丛损伤及麻痹，甚至新生儿窒息死亡等。胎儿成年后患2型糖尿病、高脂血症、心血管疾病的概率也明显高于正常人群。

妊娠期的口味为什么会发生变化？

怀孕后，孕妈身体各个方面发生了较大的生理变化，此时会分泌抑制子宫收缩的激素，以达到维持妊娠、保护胎儿的目的，而这同时也抑制了胃肠道的蠕动，造成孕妇食欲不佳，需要有较强刺激性的口味来"打开味蕾"，这就是为什么很多孕妇嗜酸嗜辣。另外，孕妇在妊娠期由于体能消耗增加、基础代谢率增加，时常容易饥饿和血糖偏低，因此会对甜食比较青睐。妊娠期所需营养元素变得多样化，必须进食更多种类的食物才能满足身体需求，这也是口味变化的原因之一。

妊娠期能减肥吗？

有一些超重的孕妇在了解肥胖对胎儿及妊娠结局的影响后有了妊娠期减肥的想法，但是又十分担心会有风险。妊娠期减肥是否对胎儿有影响要看选择的减肥方式，如果是在专业指导下的运动减肥，一般不会对胎儿造成危险；如果是节食减肥，不排除会引起营养不良或贫血，可能对胎儿造成影响。请勿选择药物减肥，因为药物可能会对肝肾功能造成影响，亦可能会导致胎儿畸形或发育障碍。请一定在医师或营养师的指导下进行减肥。

妊娠期体重如何增长比较好？

孕妇体重增长可以影响母胎的近远期健康。近年来超重与肥胖孕妇的增加，孕妇体重增长过多增加了大于胎龄儿、难产、产伤、妊娠期糖尿病等的风险；孕妇体重增长不足与胎儿生长受限、早产儿、低体重儿等不良妊娠结局有关。因此要重视孕妇体重管理。2009年美国医学研究所发布了基于孕前不同体重指数的孕妇体重增长推荐（表3-3-1），应当在第一次产检时确定孕前体重指数［体重（千克）/身高^2（米^2）］，根据孕前体重推荐妊娠期体重增长范围及速度，从而提供个体化的孕妇增重、饮食和运动指导。

表3-3-1　孕妇孕前体重及妊娠期体重增长程度判定表

孕前体重分类	体重指数（千克/米^2）	妊娠期总增重范围（千克）	妊娠中晚期体重增长速度（平均增重范围千克/周）
低体重	< 18.5	12.5~18.0	0.51（0.44~0.58）
正常体重	18.5~24.9	11.5~16.0	0.42（0.35~0.50）
超重	25.0~29.9	7.0~11.5	0.28（0.23~0.33）
肥胖	≥ 30.0	5.0~9.0	0.22（0.17~0.27）

妊娠期可以运动健身吗？

孕妇运动是体重管理的另一项措施。通过运动能增加肌肉力量和促进机体新陈代谢；促进血液循环和胃肠蠕动，减少便秘；增强腹肌、腰背肌、盆底肌的能力；锻炼心肺功能，释放压力，促进睡眠。根据个人喜好可选择一般的家务劳动、散步、慢步跳舞、步行上班、孕妇体操、游泳、骑车、瑜伽和凯格尔运动等形式，但妊娠期不适宜开展跳跃、震动、球类、登高（海拔 2500 米以上）、长途旅行、长时间站立、潜水、滑雪、骑马等具有一定风险的运动。

7 孕妇护肤品的选择

在妊娠期应选择有正规来源的护肤产品。正规的产品在国家药品监督管理局都有备案，在其官网可以查询备案情况。妊娠期做好基础护肤即可，可选择具有保湿、滋润、补水等基础功能的护肤品，这类护肤品一般成分比较简单，尽量避开禁忌成分。在妊娠期，受到激素分泌的影响，孕妇的皮肤状态可能会有所变化，出现敏感、干燥、生斑、长痘等情况，要实时、正确地判断肌肤类型，选择适合自己的护肤品。

8 妊娠期运动的选择

有氧运动及抗阻力运动均是妊娠期可接受的运动形式。孕妇可以根据个人喜好和身体情况，选择散步、慢舞蹈、体操、瑜伽、凯格尔运动等。同时，妊娠期应避免需要有身体接触、快速移动等增加摔倒风险的运动，以及容易引起静脉回心血量减少和低血压的仰卧位运动。妊娠期间，尤其是妊娠早期，仍应避免引起母体体温过高的运动，如高温瑜伽或普拉提。

当孕妇存在轻中度心脏或呼吸系统疾病、复发性流产史、早产史、严重肥胖、营养不良或极低体重（体重指数 $<12kg/m^2$）、双胎妊娠，以及癫痫且症状控制不佳时，应在接受详细的专业评估，综合考虑运动利弊后，由医师决定能否进行妊娠期运动，并给予运动形式、频率、强度等建议。

当孕妇运动时出现以下情况，应停止运动：阴道出血、规律并有痛觉的宫缩、胎膜早破、呼吸困难、头晕、头痛、胸痛、肌肉无力影响平衡等。

（李瑶琪 黄婷婷）

第四节

妊娠期经常出现的一些特殊症状

1 妊娠期腕关节痛怎么办？

腕关节的疼痛可见于妊娠的任何时期，主要是怀孕后孕妇体内会分泌一些激素，如雌激素，会造成体内水钠潴留，出现组织水肿，当水肿压迫神经即会出现腕部疼痛，有的孕妇腕部抬不起来、疼痛、有麻木感，严重的称为腕管综合征。通常是早晨刚起来时症状比较重，随着加强腕部的活动，关节间隙液体的吸收，症状会部分好转，也可以通过局部热敷缓解。

2 妊娠晚期腰背痛怎么缓解？

妊娠晚期，腹部重量增加，重心前移，为保持身体平衡，孕妇会出现头部与肩部向后仰，腰部向前延的这种典型的"孕妇姿势"。长时间的被动体态、背部肌肉持续紧张会导致腰背部的过度疲劳，从而出现腰背痛。以下是预防或缓解妊娠期腰背痛的建议和注意事项，提供给各位孕妈妈参考。

（1）避免长时间保持一个姿势，久坐久站也不行，每隔一段时间需变化体位及姿势，后背垫一个长枕头。

（2）尝试用托腹带或护腰带，减少腹部重量，减轻背部压力，可以获得不错的体验。

（3）不要长时间坐无靠背的椅子，尽量选择带靠背腰枕的椅子，落座时，腰部不要悬空，尽量靠着腰枕，以缓解背部肌肉的紧张。

（4）随着腹部隆起，穿平底鞋长时间行走会很累，可以选低跟且鞋底有弹性的鞋。

（5）采用侧卧式睡姿，使用侧睡枕，将腹部放置于枕头上，也可以缓解腰背部肌肉的紧张。仰卧时，将枕头垫于背部及膝关节下，注意枕头的高度，不宜太高，以平躺时床面与腰背之间的距离作为枕头高度为宜。

（6）适当锻炼腰、腹、背等部位的肌肉，可以做一下妊娠期瑜伽。

（7）多晒太阳，保证摄入充足的钙质，增强骨骼的强度。

（8）洗澡时，用稍热的水冲洗背部，可以缓解腰酸背痛的症状。

3 妊娠期皮肤瘙痒正常吗？

怀孕后，由于体内激素的增加，孕妇的皮肤会变得特别敏感，容易起疹子，出现瘙痒。轻者只是偶有瘙痒感觉，重者则瘙痒难忍、坐立不安、夜不能寐。引起瘙痒的原因有很多，有的与怀孕无关，可能是由湿疹、荨麻疹、药物疹等引起；有的与怀孕有关，如妊娠期肝内胆汁淤积症、妊娠期痒疹、妊娠期皮疹等。当出现皮肤瘙痒时，应及时去医院就诊，查明原因、对症下药。

4 耻骨联合痛是什么原因？

为了分娩时胎儿能顺利通过产道，孕妇身体会不断分泌松弛素，使骨盆韧带、椎骨间关节、韧带松弛，部分孕妇出现耻骨联合松弛或分离，就会出现耻骨联合痛的相关症状。由于韧带松弛，耻骨会随着运动上下错位，引起疼痛。

5 妊娠期腿抽筋需要补钙吗？

妊娠期小腿抽筋其实就是小腿肌肉痉挛，表现为小腿腓肠肌突然变得很硬，疼痛难忍，可持续几秒到几十秒之久，是妊娠期常见的症状。50% 以上的孕妇在妊娠期首先是夜间睡觉时会发生小腿抽筋，其主要原因是缺钙，其次是孕妇久坐或受寒、疲劳过度等。另外，妊娠晚期子宫增大，妊娠期下肢血液循环不畅，也是导致抽筋的原因之一。

6 妊娠期变成了"肿妈妈"怎么回事？

随着孕周的增加，孕妇会发现自己开始水肿了，手肿、足肿甚至面部也会出现轻微的肿胀，越接近预产期越严重。其主要原因还是由于妊娠后增大的子宫压迫静脉，导致静脉回流受阻。其中双下肢水肿最常见，若经过休息或睡眠后，水肿减轻，考虑为生理性，不必过分担忧；但如果伴有高血压或蛋白尿，那么就要考虑是否有妊娠并发症，需及时去医院就诊。

7 妊娠晚期经常有心慌、胸闷、气短等症状，需要治疗吗？

妊娠期特别是妊娠晚期，有些宝妈可能会出现心悸、胸闷、气短、呼吸困难等症状。如果妊娠之前没有心脏病的话，只是在妊娠期尤其是妊娠晚期才出现这些症状，不要担心，这是妊娠期比较常见的现象。因为随着妊娠周数的增加，子宫会急速增大，子宫容积由非妊娠期的 5 毫升增加到妊娠晚期的 5000 毫升，增大的子宫向上挤压膈肌导致孕妇出现心悸、胸闷、气短、呼吸困难等症状。特别是当胎儿胎位异常、胎位较高，或伴有多胎时，这些症状可能更明显。孕妇可保持上半身挺直，肩部向后伸展，使肺尽量扩张，夜间睡眠时可采取侧卧位的睡姿，减少压迫，这些症状就可得到缓解，如果缓解不了，甚至有加重的趋势，建议立即前往医院就诊，排除围产期心肌病等。

8 妊娠期痔疮越来越严重了，可以用药吗？

妊娠期如果出现痔疮加重的情况，可以从以下几个方面进行调节。

（1）从饮食上调整。饮食上多吃含纤维素多的青菜、水果，让粪便变得质软，预防便秘，避免痔疮加重。

（2）痔疮比较严重的，可以局部应用痔疮软膏、痔疮栓。痔疮的局部用药，经过吸收、通过胎盘到达胎儿的剂量是微乎其微的。

（3）痔疮比较严重的孕妇，也可以采用热敷、坐浴的方法，或在休息的时候，练习提肛运动，都可以使痔疮得到缓解。

9 妊娠期笑一笑都会漏尿，如何改善？

妊娠期大笑漏尿考虑与以下因素有关：①胎儿入盆压迫膀胱，腹压升高；②盆底肌松弛，控尿能力下降；③胎膜早破。

大笑引发的漏尿症状，可通过以下几种方法缓解：①养成按时排尿的习惯，尽量不要憋尿；②少吃有利尿作用的食物，尽量不吃含咖啡因的食物；③准备护垫，以免外出漏尿产生尴尬；④坚持进行凯格尔运动（每周3~5次），增加对盆底肌功能训练，改善漏尿症状。

10 如何预防妊娠纹？有了妊娠纹怎么处理？

妊娠期的体重增长在 10~15 千克的孕妇，出现妊娠纹的情况相对比较少。因此，最好的预防妊娠纹的方法便是控制妊娠期体重增长的速度。妊娠中晚期以及产后的 3 个月之内，妊娠纹大都处于红纹的时期，这个时候的妊娠纹是红色或是紫红色的，并且还有可能长得更多，同时也很有可能会出现皮肤瘙痒症状，可以在皮肤上涂抹保湿的身体乳，尽量选择成分比较简单的。妊娠纹对机体健康无不良影响，一般不需要治疗，如果非常在意妊娠纹的出现，产后 3 个月后，可考虑借助一些医美项目来进行淡化、改善。

（黄婷婷）

第五节

准备待产——我们要和宝宝见面了

1 待产准备物品

产妇住院期间所需的物品。

（1）吸管杯、吸奶器。

（2）一次性内裤、哺乳文胸、卷纸。

（3）产妇包、妇婴两用巾、产妇卫生巾。

（4）牙刷、肥皂、梳子等洗漱用具。

（5）内裤、开衫睡衣2件、拖鞋、帽子。

（6）洗脸毛巾、洗脚毛巾、洗下身毛巾。

（7）小脸盆2个。

（8）证件：身份证、围产卡、产检资料及产检本。

（9）笔和小记事本（住院期间记事用）。

（10）小包奶粉、碗、硅胶勺、新生儿纸尿裤、婴儿湿巾（宝宝用）、新生儿服、新生儿包被等。

2 如何判断是否临产？

临产的一个重要标志为有规律且逐渐增强的子宫收缩，持续30秒或以上，间歇5~6分钟，同时伴随进行性宫颈管消失、宫口扩张和胎先露部下降。

3 羊水破了怎么办？

如果孕妇突然出现不明原因阴道流液，很有可能是羊水破了，此时应减少活动，立刻平躺或侧躺下来，将臀部垫高，尽量保持臀高头低位。同时，应拨打急救电话，尽快住院，寻求医师帮助。

正常的羊水是清亮或呈乳白色，有些情况下因羊水混有少量血液会呈淡粉色。但是如果羊水呈绿色或黄色，这就是羊水粪染，有可能提示胎儿窘迫；如果羊水呈血性，有可能提示胎盘早剥等，这些都是比较严重的情况，需要立即住院及时干预。如果条索状物从阴道脱出，提示发生脐带脱垂，好发于胎位异常、胎先露部未入盆的情况，是妊娠期严重的并发症，此时不能耽搁，孕妇宜保持臀高头低位以最快的速度到医院，争取抢救胎儿的时间。

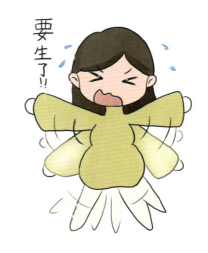

4 预产期到了怎么还没动静呢？

预产期只是一个大概分娩时间。到达预产期如果还没有分娩的征兆，不用太着急。对于平时月经规律的女性来说，怀孕的天数和预产期都是按照末次月经第一天开始计算的，在临床上以 7 天为 1 周，到预产期时大概 40 周，约 280 天。但是，预产期只是根据月经周期情况来大概推算的时间，并不是说一定要到了预产期才会分娩，事实上，怀孕满 37 周至不满 42 周之间分娩，都是属于正常现象，分娩出来的新生儿称为足月新生儿。

孕妇应该适当多活动，刺激子宫引起宫缩。如果到了预产期还没有要生的反应，可以先到医院进行相关检查，在各项检查都正常的情况下，可以再耐心地等待 1 周，如果到了 41 周仍然没有反应，可以根据具体的检查情况选择合适的催产方式，包括缩宫素催产，水囊催产以及米索前列醇催产等。这些催产办法都是外源性刺激，可以引起内源性分娩机制发动。

5 分娩方式的选择

选择顺产是每位孕妈妈的权利，如果没有特殊的妊娠期并发症、没有剖宫产指征，建议孕妇尽量选择阴道分娩。因为顺产对于孕妇和宝宝是最好的。有的孕妇因为害怕疼痛，想剖宫产，现在有了新的无痛分娩技术，能够有效缓解产程中的疼痛。如果能在无痛分娩的帮助下，顺利地完成阴道分娩，对于孕妇是最棒的选择。

6 自然分娩有什么好处？

（1）对孕妇来说：①自然分娩时子宫的变化使孕妇产后子宫缩复力增强，有利于恶露排出，子宫复原更快；②在分娩过程中腹部的疼痛会导致孕妇的垂体分泌一种称为催产素的激素，这种激素不仅可以加速产程的进程，而且可以促进孕妇产后乳汁的分泌，因此顺产恢复快，也容易早下奶；③有利于夫妻生活。

（2）对宝宝来说：①胎儿肺可以得到锻炼，促进肺成熟，出生后很少发生肺透明膜病，宝宝湿肺和吸入性肺炎的发生率也大大降低；②在自然分娩过程中，免疫球蛋白可由孕妇传给宝宝，使宝宝一出生就具有较强的抵抗力；③宝宝的头部受到挤压、头部充血，可提高脑部呼吸中枢的兴奋性，有利于宝宝出生后迅速建立正常的呼吸；④宝宝在产道内受到触、味、痛觉及本位感的锻炼，促进大脑及前庭功能发育，对今后运动及性格的健全发育都有好处。

7 顺利分娩孕妇可以做些什么呢？

（1）消除惧怕心理，保持镇静乐观，尽量放松。

（2）按时进食，吃好喝好，补充足够的营养。

（3）如果胎膜未破，经医师同意，可在待产室内行走活动。

（4）按时排尿，每2~4小时1次，使膀胱空虚，以防阻碍胎头下降。

（5）宫缩时也可做一些辅助的减痛动作，减少生产时的压力与紧张。

（6）生产过程中积极与医师、助产士进行有效沟通，配合助产士指导。

8 什么是拉玛泽呼吸减痛法？

分娩镇痛呼吸法又称拉玛泽呼吸法，是一种可以有效减痛的分娩方法。它可以帮助产妇增强自然分娩的信心，改善过度换气，同时还能够减少药物的使用，从而避免药物影响胎儿。

拉玛泽呼吸法根据分娩进程可分为5种方式。

（1）胸部呼吸法（廓清式呼吸）：适用于分娩开始时，宫口开3厘米以内。

呼吸方式：用鼻子慢慢吸气至胸腔，然后用嘴巴像吹灭蜡烛一样慢慢呼气。呼吸节奏保持在每分钟6~9次，平稳且均匀。这个阶段的呼吸主要是为了放松和准备。

（2）轻浅呼吸法（加速呼吸法）：适用于宫口开 4~8 厘米。

呼吸方式：随着宫缩的增强，呼吸变得更快更浅。通过嘴巴吸气和呼气，发出"嘶嘶"的声音，呼吸节奏与宫缩保持一致。这有助于应对逐渐增强的疼痛感。

（3）浅的呼吸法（喘息呼吸法）：适用于宫口开 8~10 厘米，疼痛非常强烈时。

呼吸方式：类似于轻浅呼吸法，但呼吸更加急促和浅表，几乎是在喘气。这有助于在极端疼痛时保持放松和集中。

（4）闭气用力法（哈气运动）：适用于宫口全开，准备分娩胎儿时。

呼吸方式：在宫缩来临时，深吸一口气，然后憋气并用力推动胎儿娩出。当需要换气时，迅速哈气或吹气来放松。这个阶段的呼吸与用力动作紧密结合，帮助胎儿顺利娩出。

（5）吹蜡烛呼吸法（恢复期呼吸）：适用于分娩后，用于缓解疼痛和放松。

呼吸方式：类似于吹灭蜡烛的动作，用嘴巴快速短促地呼气，同时吸气要慢而深。这种呼吸方式有助于缓解分娩后的疼痛和紧张情绪，促进身体的恢复。

9 球拍状胎盘和帆状胎盘能顺产吗？

正常情况下胎盘为圆形，脐带会附着于胎盘的中间位置。帆状胎盘的形状呈帆状，脐带和胎盘之间没有相连，脐带附着于胎膜上，在检查时，其静脉和动脉会经胎膜达到胎盘组织；而球拍状胎盘形似球拍状，脐带位于胎盘的边缘，其脐带血管也沿胎盘边缘部位附着，进而延伸至整个胎盘。

球拍状胎盘一般不影响孕妇和胎儿，多在产后检查发现，若无妊娠合并症和并发症，有阴道顺产条件，就可以顺产。生产过程中医师会监测胎心的情况，胎心正常则不影响顺产。

对于帆状胎盘，如果只是单纯的帆状胎盘，并没有合并前置血管，可以在严密监测胎心、羊水的情况下进行顺产，但即使是没有合并前置血管的帆状胎盘，在生产过程中也可能会导致胎儿的急性缺氧或窒息，需提高警惕。因此需严密监测胎心、羊水性状，如果发现胎心减弱、血性羊水，需及时行剖宫产终止妊娠。如果帆状胎盘合并血管前置，在妊娠晚期则可能出现脐带受压、胎儿窘迫，甚至前置血管破裂出血，导致胎死宫内的现象。因此，帆状胎盘一旦合并前置血管，需要剖宫产终止妊娠，一般不能顺产。

10 什么是无痛分娩？

通常所说的"无痛分娩"，在医学上称为"分娩镇痛"，是使用各种方法使分娩时的疼痛减轻甚至消失。分娩镇痛可以使孕妇不再经历疼痛的折磨，减少分娩时的恐惧和产后的疲倦，让她们在时间最长的第一产程得到休息，当宫口开全时，因积攒了体力而有足够力量完成分娩。随着围产医学发展，由麻醉医师参与完成的椎管内注药镇痛法成为目前国内外麻醉界公认的镇痛效果最可靠、使用最广泛、最可行的镇痛方法，镇痛有效率达 95% 以上。这种方法使用的麻醉药物浓度较低，相当于剖宫产麻醉的 1/10~1/5，不仅可以减轻孕妇疼痛，而且行动不受阻碍，可自主活动。椎管内麻醉具有可控性强、安全性高等优点，可运用于分娩全程，一般不会对母亲和胎儿产生特殊影响。

（黄婷婷）

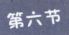

第六节

分娩过程中可能遇到的意外状况

1 什么是产程？

分娩全过程即总产程，指从规律宫缩开始至胎儿、胎盘娩出的全过程，临床上分为 3 个产程。

（1）第一产程：又称宫颈扩张期，指从规律宫缩开始到宫口开全（10 厘米）。第一产程又分为潜伏期和活跃期：①潜伏期为宫口扩张的缓慢阶段，初产妇一般不超过 20 小时，经产妇不超过 14 小时。②活跃期为宫口扩张的加速阶段，宫口开至 4~5 厘米即进入活跃期，最迟至 6 厘米才进入活跃期，直至宫口开全（10 厘米）。此期宫口扩张速度应 ≥ 0.5 厘米 / 小时。

（2）第二产程：又称胎儿娩出期，指从宫口开全至胎儿娩出。未实施硬膜外麻醉者，初产妇最长不应超过 3 小时，经产妇不应超过 2 小时；实施硬膜外麻醉镇痛者，可在此基础上延长 1 小时，即初产妇最长不应超过 4 小时，经产妇不应超过 3 小时。值得注意的是，第二产程不要等到产程超过上述标准方才进行评估，初产妇第二产程超过 1 小时即应关注产程进展，超过 2 小时必须由有经验的医师进行母胎情况全面评估，决定下一步的处理方案。

（3）第三产程：又称胎盘娩出期，指从胎儿娩出到胎盘娩出。一般 5~15 分钟，不超过 30 分钟。

2 什么是会阴侧切术？如何避免呢？

会阴侧切术是一种在第二产程后期切开会阴扩大产道的手术方法，不应对初产妇常规会阴切开，当出现下列情况时才考虑会阴侧切术：会阴过紧或胎儿过大、估计分娩时会阴撕裂不可避免者，或母胎有病理情况急需结束分娩者。产钳或胎头负压吸引器助产者视母胎情况和手术者经验决定是否需要会阴切开。一般在胎头着冠时切开，可以减少出血，或决定手术助产时切开。

妊娠期孕妇应适当控制饮食及体重，进行规律产检和适当运动，可降低会阴侧切概率。分娩过程中产妇应配合助产士正确使用腹压，也能帮助胎儿尽快娩出，减少会阴侧切概率。

3 宫颈裂伤是怎么回事？可以恢复吗？

产妇在顺产时有可能会发生宫颈撕裂，特别是第一胎。当宫颈撕裂超过 1 厘米，伴有出血，需要缝合时才称为宫颈裂伤。

宫颈裂伤是顺产中常见的软产道损伤之一，第一胎的宫颈裂伤发生率约为 10%，第二胎的发生率约为 5%。胎盘娩出后医护人员会仔细检查宫颈，如果宫颈裂伤不超过 1 厘米，没有活动性出血则不需要处理。如果裂伤超过 1 厘米或伴有出血，医师会将裂伤处缝合好，充分止血。

4 什么是产钳助产术？

产钳助产属于临床中的助产方法，一般是在自然分娩的过程当中出现胎儿窘迫、孕妇疾病情况不允许自然分娩，胎儿自然娩出相对较为困难，医师会采取相应的助产方式，如产钳助产。产钳分为两叶，而两叶之间会形成胎儿头大小，与胎儿头型较类似的空间，以此可以将胎儿的头怀抱其中，避免胎儿头部受压，生产时助产师手扶钳柄，轻轻向外牵拉，帮助胎儿的头部娩出，以此达到生产的目的。在产程中出现以下情况时，医师会采用产钳助产术。

（1）母体因素：产妇疲劳、情绪不稳定、信心受挫；或产妇的身体状况受限，患有某些疾病，如心血管疾病、重度子痫前期等，不宜在第二产程过度用力或者长时间用力。

（2）胎儿因素：胎心变化，如反复出现胎心减慢或者胎心增快，胎心恢复缓慢甚至不恢复，胎儿出现宫内缺氧。

（3）产程异常：出现产程延长无进展，包括子宫收缩乏力、胎方位异常（如枕横位、枕后位）等。

5 为什么会出现顺产转剖宫产呢?

对于足月生产的孕妇,在生产过程中,很多因素都会影响胎儿的顺利娩出,如胎位、胎儿大小、母体骨盆、产力强弱、胎盘位置等。有些孕妇在临产之前的评估结果是可以经阴道顺产的,但正式临产后,在产程进展的过程中,可能因产力异常或胎头旋转、仰伸异常,导致产程进展过于缓慢,出现产程停滞的现象;或者在产程进展过程中,因先露部压迫脐带或脐带脱垂而出现胎儿窘迫、窒息的现象,需要立即结束分娩时,一般都需要由顺产转为剖宫产。因此,分娩过程中需要密切观察产程进展情况,随时调整分娩方案。

6 什么情况下选择剖宫产?

并不是所有的产妇都能够顺产,总有一些主观或者客观的原因,导致需要以剖宫产来终止妊娠。常见的原因如下。

(1)母体因素:产妇合并不适宜顺产的妊娠合并症或并发症;骨盆狭窄或畸形,或者软产道、盆腔、子宫颈出现特殊病变或畸形时,不适合顺产。

(2)胎儿因素:胎位不正,或者多胎妊娠;发生胎儿窘迫,提示胎儿有宫内缺氧,但不能立即经阴道分娩;胎儿体重超过4千克,难以顺产。

(3)胎盘因素:如前置胎盘、胎盘早剥等。

7 剖宫产过一次，还能选择顺产吗？

剖宫产术后瘢痕子宫再次妊娠面临分娩方式的选择：一种是重复剖宫产；一种是剖宫产术后再次妊娠阴道试产。而剖宫产术后再次妊娠阴道分娩有助于减少重复剖宫产及其母婴并发症。

剖宫产后阴道试产的成功率为60%~70%，子宫破裂率通常低于1%。对瘢痕子宫孕妇，医师应在首诊时回顾病史，详细了解患者一般情况，既往有无阴道分娩史，包括剖宫产时的孕周、剖宫产指征（尤其是头盆不称或产程异常）、剖宫产的时机（择期、急诊或产程中转剖宫产）、宫口开大情况、子宫切口类型及缝合方式、是否有手术并发症（子宫切口撕裂、产后出血或感染），以及新生儿出生体重、是否存活等。2次分娩间隔≥18个月，既往1次子宫下段剖宫产史且无阴道试产禁忌证者，可以考虑剖宫产后阴道试产。

有子宫破裂史，高位纵切口的古典式剖宫产史，>2次剖宫产史，倒T形或J形切口或广泛子宫底部手术，子宫下段纵切口，有其他合并症不适宜阴道分娩，不具备急诊剖宫产条件者，禁忌剖宫产后阴道试产。

8 前置血管、前置胎盘和胎盘早剥是一回事吗？

（1）前置血管：是一种十分少见的产科疾病，指脐带血管附着在胎膜上，而且血管还位于胎先露前方的情况，为脐带血管附着异常的一种表现。正常情况下，脐带血管应附着在胎盘边缘或者胎盘中央部位，当脐带血管附着在胎膜上，则称为帆状血管或帆状胎盘；在这种情形下，如果血管又位于胎先露的前方，则构成前置血管。前置血管的发病原因尚不明确，但一般并不会对母婴产生较大危害，孕妇无须过度紧张。如果在妊娠早期发现前置血管，一般无须特殊处理，遵医嘱进行密切监测即可；而如果在妊娠晚期或接近足月时发现前置血管，随着宫缩的出现，尤其是发生胎膜破裂后，会增加前置血管断裂的风险。因此，妊娠晚期前置血管的孕妇，必要时可遵医嘱终止妊娠，以防不良情况发生。

（2）前置胎盘：是妊娠28周后，胎盘附着于子宫下段，甚至胎盘下缘达到或覆盖子宫内口，其位置低于胎先露部，称为前置胎盘。前置胎盘是妊娠晚期出血的主要原因之一，是妊娠期的严重并发症。多见于经产妇，尤其是多产妇。

临床按胎盘与子宫内口的关系，将前置胎盘分为3种类型。①完全性前置胎盘或中央性前置胎盘：子宫颈口全部被胎盘组织覆盖；②部分性前置胎盘：子宫内口部分被胎盘组织覆盖；

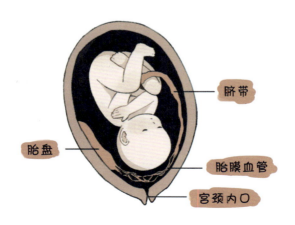

③边缘性前置胎盘：胎盘附着于子宫下段，达子宫内口边缘，不超越子宫内口。

（3）胎盘早剥：是妊娠20周后或分娩期，正常位置的胎盘在胎儿娩出前，部分或全部从子宫壁剥离。轻型胎盘早剥主要症状为阴道出血，出血量一般较多，暗红色，可伴有轻度腹痛或腹痛不明显，贫血体征不显著。重型胎盘早剥主要症状为突然发生的持续性腹痛和／或腰酸、腰痛，其程度因剥离面大小及胎盘后积血多少而不同，积血越多疼痛越剧烈。

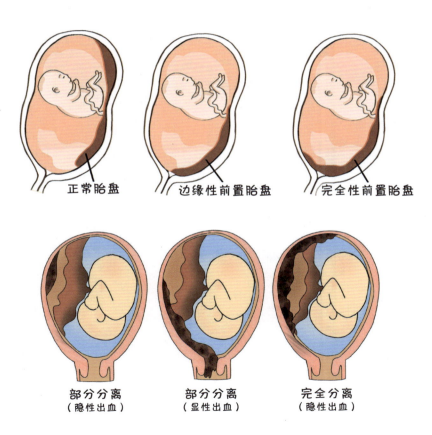

正常胎盘　　　　边缘性前置胎盘　　　　完全性前置胎盘

部分分离　　　　　部分分离　　　　　完全分离
（隐性出血）　　　（显性出血）　　　（隐性出血）

9 胎盘粘连、植入是怎么回事？

正常情况下，胎盘长在子宫的内膜层。如果子宫存在炎症，或者经历多次流产、刮宫，以前做过剖宫产等，胎盘的绒毛组织可能会往深处长。如果绒毛组织长到子宫的浅肌层，就是胎盘粘连；如果绒毛组织长到子宫的深肌层，就是胎盘植入。胎盘粘连与胎盘植入的主要表现是宝宝出生超过 30 分钟，胎盘不能从子宫壁上自然剥离下来，需要医师用手或器械伸进宫腔将其剥离。

（黄婷婷）

第四章
产后护理和新生儿护理指南

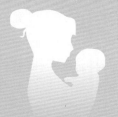

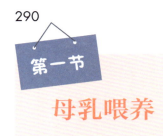

母乳喂养

1 为什么大家都说母乳喂养好呢？

母乳是宝宝最佳的天然食物，其中含有婴幼儿生长发育必需的各种营养成分。母乳喂养对婴儿和母亲都有无可比拟的好处。

对婴儿来说，母乳喂养可产生近期影响和远期影响。从近期影响来看，母乳喂养不仅能给婴儿提供足够的营养，满足0~6个月婴儿的营养和生长需求，还能调节婴儿的免疫力，预防过敏、哮喘，减少湿疹、皮疹等过敏性疾病的发生。母乳中的免疫球蛋白有抗病毒及抗细菌的高度活性，可降低婴儿的患病风险；还有助于孩子建立肠道正常菌群，促进肠道发育；还能促进神经系统发育。据了解，母乳喂养的宝宝比配方奶喂养的宝宝智商平均高出7~10分。从远期影响来看，母乳喂养能减少婴儿成长过程中或成年后出现肥胖的可能，从而降低高血压的发病风险，降低成年后患心脏病的概率和患2型糖尿病的风险。此外，母乳喂养还能促进母婴情感交流，建立母婴之间的信任感，增加宝宝的安全感。

对母亲来说，母乳喂养可以促进产后子宫康复，减少产后出血。坚持母乳喂养6个月以上，可逐渐消耗妊娠期间储存的脂肪，体形可恢复至妊娠前状态；还能降低患乳腺癌、子宫癌、

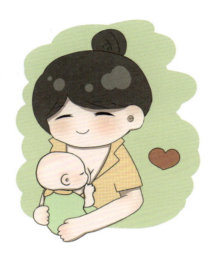

卵巢癌及骨质疏松的风险。坚持纯母乳喂养能抑制排卵，起避孕作用，但不主张以母乳喂养作为避孕措施。另外，母乳喂养可缓解母亲的紧张和压力，减少抑郁症状，促进心理健康，增加母子感情。

2 宝宝吃奶时的反应都代表什么？

（1）觅食反射：当婴儿的腮帮或脸颊被触碰时，会张开大嘴去寻找可以吃的食物，这时候将妈妈的乳头放在宝宝嘴周围的时候，宝宝就会通过张嘴完成吸吮的动作。

（2）吸吮反射：当妈妈的乳头触及宝宝的口唇时，宝宝会出现口唇及舌的吸吮蠕动活动，从而可以吸入乳汁。

（3）吞咽反射：当婴儿的口中充满乳汁的时候，会刺激咽部的感受器，进而通过吞咽反射将嘴中的乳汁吞咽到胃肠道内。

婴儿吸奶的过程就是通过出生之后的 3 个原始反射来完成

的。在进行母乳喂养的时候，一定要将妈妈的整个乳晕和乳房下的皮下组织都包含在宝宝嘴中。由于皮下脂肪都含有乳窦，有敏感的泌乳神经，当宝宝舌头周围的气浪压迫乳窦的时候，可以促进乳房流出乳汁，而当乳汁被挤压到孩子口中的时候，就便于婴儿进行吞咽。宝宝吞咽的时候，经常可以看到宝宝舌尖在乳头下方，舌头挤压乳房的动作。

3 间隔多久哺乳一次比较好？每次哺乳多久合适？

间隔多久哺乳一次比较好？

（1）宝宝需要的哺乳次数各不相同，每天可能有 6~12 次。两次哺乳的时间间隔也不一样，从不足 1 小时到几小时不等。一般而言，24 小时内哺乳 8~12 次是比较常见的。

（2）在新生儿出生后最初 1~4 天，大部分新生儿吃完奶大约 1 小时后就要再次吃奶；之后可能 3~4 小时后要再次吃奶。出生后第 1 天吃奶次数可能不会那么频繁，第 2~3 天会更频繁一些。

（3）新生儿出生后最初几周宝宝想吃奶时，就应该随时哺乳，不必遵循哺乳时间表或等待固定的时间。

每次哺乳多久合适？

（1）如果宝宝吸吮良好，吸吮多长时间都可以。

（2）不需要限制哺乳持续时间，根据宝宝时间而定，也不需要限制每一侧乳房的哺乳时间。当宝宝吃完一侧后，可以用另一侧继续哺乳。最初几周，宝宝吃完一侧后就饱了，下次可从没吃的一侧开始，这样可以给予两侧乳房同等的刺激。

（3）哺乳时间超过 40 分钟或短于 10 分钟，或 24 小时内哺乳频率超过 12 次，提示宝宝可能和乳房含接不良。

（4）宝宝吃奶时不要提前撤开乳房，应等到其主动松开乳房为止。

4 哺乳的姿势有讲究吗？

母乳喂养的姿势

母乳中含有很多营养成分，如蛋白质、脂肪及抗感染的成分，采取正确的姿势有利于宝宝更好地吸收，通常哺乳时采取以下几种方式。

（1）摇篮式：母亲可以靠在床头或椅子上，在腿上放置枕头，将宝宝放置在枕头上，使宝宝靠近母亲侧躺好，保持头部、颈部、臀部在一条直线上，让宝宝面部朝向母亲的乳房，鼻尖面向母亲的乳头，这种姿势比较适合自然分娩的母亲。

（2）侧躺式：母亲可以侧躺在床上，将宝宝放在身体的一侧，母亲用前臂支撑宝宝的背部，使颈部、头部都靠在手臂上，像夹在胳膊下面一样，引导宝宝找到乳头的位置，这种姿势比较适合剖宫产的母亲。

（3）交叉式：母亲用手臂支撑宝宝的头部、颈部、背部和臀部，使宝宝的腿自然放在母亲的腿上，或者用另一只手轻轻抱起宝宝，引导宝宝寻找乳头，这种姿势新手母亲会比较常用。

（4）坐式：母亲坐在床头或者椅子上，一只手搂抱宝宝的头部、颈部、肩部，使宝宝的身体与母亲的胸腹部紧密贴在一起，乳头对准宝宝嘴唇。母亲手指呈 C 形状托住乳房，示指到小指并拢置于乳房下方，拇指置于乳房上方，轻轻按压乳房上部，促进乳汁分泌，使宝宝的嘴覆盖住乳晕和乳头的大部分，舌头在乳晕和乳头的周围吸吮。这种喂养方式较好，喂养时让宝宝的头抬起来，上半身成 45°，可以避免宝宝出现呛奶、咳嗽的情况。

（5）环抱式：又称橄榄球式，适合剖宫产的产妇使用，可以避免压迫产妇腹部手术切口。用手臂夹着宝宝的双腿在腋下，宝宝的上身呈半卧位的姿势正对妈妈的胸前，垫高宝宝后托住宝宝的头，另一只手手指张开，呈八字形贴在乳头或乳晕上面。

喂养后拍嗝

喂完奶后最好竖抱宝宝进行拍嗝，让其头部靠在母亲的肩膀上，母亲一只手扶着宝宝的腰，另一只手呈环状从下往上、从外往内轻轻叩打宝宝后背，可以缓解其吐奶、呛咳。另外，尽可能在宝宝安静的状态下哺乳，如果宝宝在哭闹时吃奶，会吞进大量气体，容易造成腹胀、吐奶。

5 哺乳期女性该如何安全用药？

研究表明，哺乳期女性因病服药，大多数药物只有 1%~2% 会进入乳汁。因此，哺乳期女性生病是可以吃药的，但是一定要吃对药。以下是哺乳期安全用药的八大原则。

（1）是否有必要用药：在哺乳期用药是需要平衡利弊的，只有病情真的需要药物治疗时才使用合适的药物。疗效不确切或缺乏哺乳期安全性的药物，在哺乳期不推荐使用。

（2）用药尽量选择单一成分，避免复合制剂：单一成分常更容易获得药物安全性的评估，而复合制剂由于成分多，对哺乳影响也会变得复杂，所以不推荐在哺乳期使用。带有"缓释""控释"等字样的长效制剂在体内的作用时间长，也不适合在哺乳期使用。

（3）用药方式选择：在不影响疗效的前提下，尽量选择对乳汁影响最小的用药方式。如可以选择外用的就不选择口服，能选择口服的就不选择静脉用药。

（4）用药时机选择：在一次哺乳后马上服药，并尽可能推迟下次哺乳时间，至少间隔4小时。这样可使更多的药物在母体中代谢和排泄，使乳汁中的药物浓度降到最低。此外，也可在宝宝夜间进入长睡眠后服药。这样调整服药与哺乳时间能减少宝宝通过母乳吸收的药量。

（5）用药安全等级：目前，哺乳期合理用药根据危险等级分5个级别，即L1~L5。L1、L2级别的药物对于乳汁作用很小，不影响继续母乳喂养。

（6）中药、补药要慎用：很多新手妈妈产后气血亏虚，喜欢用一些中药来滋阴养血、活血化瘀，但很多中药的成分和毒性研究比较少，一些常用药材甚至具有肝、肾毒性，且不确定是否会进入乳汁。还有一些中药有回奶作用，如炒麦芽、大黄、薄荷、逍遥散等。

（7）服哺乳期的药物后应暂停哺乳：如果哺乳期不得已服用了禁用药物，应暂停哺乳，用药结束的5个半衰期过后可恢复哺乳。一般认为5个半衰期左右，药物可在体内清除。药物半衰期在说明书内通常有标注。

（8）密切观察宝宝的反应：哺乳期女性只要用药，就要密切观察宝宝的反应，特别是服用慎用药物时，以便及早发现不良药物反应，及时停药或换药。如哺乳期女性使用青霉素要注意宝宝是否出现皮疹，使用克林霉素要注意宝宝是否出现腹泻等。一旦发生不良反应，要及时就医。婴儿的毒性反应与成人不同，若不能肯定婴儿身体变化是否与乳汁中的药物有关，都应暂停哺乳。

6 乳头内陷怎么办？

乳头内陷是指乳头不能凸出而是向内凹陷。轻者仅表现为不同程度的平坦或乳头凹陷，刺激后可有轻度凸出。重者表现为乳头完全陷入乳晕内，难以拔出并有难闻的分泌物。乳头凹陷处常积存污垢引起感染，并且乳头内陷使婴儿无法进行有效的吸吮，给哺乳造成很大的困难，导致母乳喂养失败，因此，对产后乳头内陷患者采取有效的护理措施至关重要。

常规治疗护理包括抽吸法和牵拉法。①抽吸法：每天练习2~3次，每次5~6分钟即可。可以用专门的乳头抽吸器。②牵拉法：时间控制在5~10分钟，每天练习3次。方法为一只手托起一侧乳房，用另一只手的示指、拇指和中指牵拉乳头，并且在牵拉的同时进行按摩。操作完毕后用温开水洗净双手与乳房。为使皮肤坚韧还可涂抹油脂于乳头处。

除常规护理外，分娩后初次哺乳宜"三早"：即早接触、早吸吮、早开奶。乳头内陷的产妇在采取常规治疗护理后，应尽早让宝宝吸吮乳汁，这样会给宝宝留下一个很强的记忆，在以后就可以很好地进行吸吮促使母乳喂养成功。

7 母乳不足怎么办？怎么进行补充喂养？

母乳不足的判断依据

母乳不足可以从婴儿和产妇2个方面的表现诊断。

第一，从产妇来看，如果母乳充足，乳房就会有明显的胀痛不适感，喂奶前后也会感觉到乳房的明显变化；如果母乳不足，就不会有这些感受。此外，母乳不足还会出现乳汁颜色偏淡，有透明感。

第二，从婴儿来看，母乳是婴儿获取营养的主要途径，如果母乳不足，就会严重影响婴儿的健康成长。如果在喂奶过程中听不到婴儿的吞咽声、喂奶不久后婴儿哭闹并有觅食动作、婴儿排便次数减少，以及睡眠时间不长、醒后觅食，就表示母乳不足了。如果母乳不足长期得不到改善，就会导致婴儿体重增长缓慢。

初产妇缺乳的干预措施

缺乳是指孕妇产后乳汁分泌不足或全无。其病因复杂，现代医学认为，产妇营养不良或情绪紧张、代乳品的频繁应用、哺乳方法不当、乳房刺激减少等原因均可引起其乳汁分泌减少。中医认为，缺乳多为产妇气血化源不足，或肝气郁结、气机不畅，或气血失调、经脉涩滞导致。产后缺乳引起母乳喂养不足会致新生儿营养不良，免疫力低下。因此，应针对引起缺乳的各种相关因素，采取有效的措施进行护理。

（1）中医调护。

（2）心理干预。大多数产妇为初产妇，缺乏哺乳经验，对孩子的哺育、成长、教育心怀忧虑；或因担心身材变形等因素，易造成产后心理障碍，从而影响乳汁分泌，导致产后缺乳，对此应做好心理疏导。建议家属积极给予精神上的安慰，避免产妇陷入盲目的焦虑和忧愁，提醒、督促其丈夫主动陪伴在产妇身旁，在生活上给予关心和照顾，使产妇的心情保持愉悦，促进乳汁分泌，营造和谐、温馨的家庭氛围。

（3）指导产妇正确哺乳。产妇采取坐位或卧位，全身放松，抱好婴儿，手指贴靠在乳房下的胸壁上，拇指轻压乳房上部，使婴儿容易含接。在每次哺乳前后用温水浸过的毛巾擦洗干净，柔和地按摩乳房，刺激反射排乳。

（4）合理的饮食起居。产妇的饮食应为高蛋白的平衡饮食。应多吃汤类，如鱼汤、骨头汤、鸡汤等，也应摄入一定的纤维素饮食。另外，少量甜米酒可促进乳汁分泌。不宜吃辛辣、刺激性食物，禁烟、禁饮咖啡及避免服用禁忌药物。产妇应在保证充分休息的同时，适当进行一些轻缓的活动，做到劳逸结合，建议与婴儿同步休息。

母乳的营养成分全面，营养素比例适合新生儿消化能力与需要，可以增强婴儿抵抗力，防止婴儿营养不良，因此，应针对产后缺乳的诸多诱发因素，进行积极干预。

怎么进行补充喂养？

补充喂养是指因医学指征，给 6 个月以内的宝宝提供除母乳外的其他液体，这些液体可能包括捐赠母乳、宝宝配方奶、葡萄糖水或其他母乳代用品。捐赠母乳应为首选，但只能是暂时的，当宝宝有能力接受母乳喂养或产妇能够母乳喂养时应停止。

补充喂养医学指征如下。

（1）宝宝方面：低体重儿（＜1500克）、早产（32周前出生）、低血糖、高胆红素、代谢异常，以及与母乳摄入不足有关的其他指征。

（2）产妇方面：泌乳延迟，宝宝母乳摄入不足；激素水平；由于乳房病理原因或乳房手术导致母乳不足；其他干预措施均未缓解产妇母乳喂养的疼痛；严重疾病使产妇无法照顾宝宝；伴有开放性病变的1型单纯疱疹病毒感染。

8 母乳过多怎么办？

用吸奶器吸出

产妇如果奶水过多，可能会导致乳汁堆积，因此产妇可以使用吸奶器将过多的奶水吸出，放入冷藏室备用。

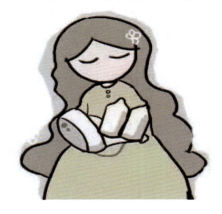

吸奶器？智商税？

饮食管理

如果产妇奶水过多，建议平时尽量吃蔬菜水果，粗纤维食物，避免摄入较多猪脚、鲫鱼、排骨等营养物质比较丰富的食物，有助于减少奶水生成，进而改善奶水过多状况。

减少乳头刺激

通常乳头受到刺激，可能会导致乳头分泌大量的奶水，因此在日常生活中，建议产妇尽量避免乳头刺激，可以穿舒适的内衣。另外，如果奶水过多引发炎症，应及时就医。

（彭　景）

第二节

宝宝出生了，产妇面临哪些问题和挑战？

1 全身不适，我是怎么了？

产妇产后会出现四肢、躯干或头部疼痛、酸沉、麻木、怕凉、怕风等感觉，称为产后风，又称产后风湿病、产后痹。产后抑郁则是指产后由于情绪异常而引起的一系列症状，临床表现多种多样，如疼痛、乏力、失眠、全身异常的感觉，以及各个系统的自主神经功能紊乱等。产后痹、产后抑郁的症状通常同时存在，难以绝对分清，而风湿科临床多见的是产后痹合并产后抑郁的患者，所以，如果产妇在产后出现了以上一些症状，要及时就医，不要延误病情。

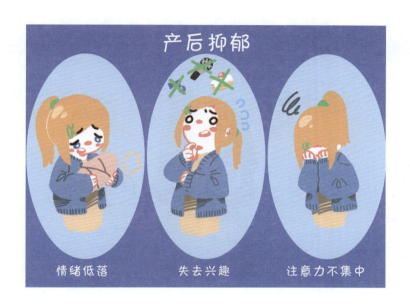

2 分娩后身体会有哪些变化？

产后早期身体的变化

（1）产妇体重普遍会减轻 5 千克左右，包括宝宝的体重、羊水的重量、胎盘的重量及脱落出血的重量。

（2）当宝宝娩出后，在产妇下腹部会触及一硬硬的肿块，其实就是子宫。

（3）生宝宝的过程中由于胎头压迫膀胱及尿道的时间过久，

导致膀胱和尿道黏膜充血、水肿，张力降低而发生尿潴留。

（4）乳房在产后 2~3 天会出现乳汁的分泌，有的产妇会出现涨奶。

（5）生完孩子后会大量出汗，临床上称为褥汗，是一种生理现象。

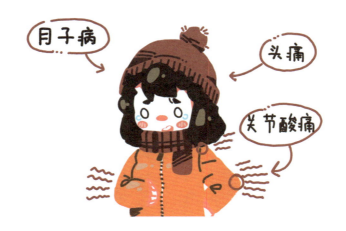

产后 3 个月身体的变化

（1）腹直肌分离、下腹部的脂肪堆积：随着妊娠期子宫体积逐渐增大，腹直肌过度伸展，很容易导致腹直肌分离，导致产后的腹围增大。

（2）盆底肌松弛：无论是顺产还是剖宫产，都会对盆底造成损伤，导致漏尿、阴道松弛、子宫脱垂等问题。

（3）乳房下垂：90% 的产妇在哺乳过后，乳房出现不同程度的萎缩下垂，这种伤害通常是永久性的。

（4）怕冷：很多产妇产后出现怕冷症状，这是由于产后身体气血两虚，尤其是当产后过早接触冷水时，寒气会趁机侵入体内，使产妇更加怕冷。

（5）严重脱发，记忆力减退：这与产妇气血两虚以及产后心情抑郁有很大的关系。

3 产妇应该怎样应对身体的变化？不再"美"了怎么办？

生完宝宝后的产妇，身体会出现许多变化，如盆底肌松弛、腹壁松弛、哺乳后乳房干瘪下垂……有些产妇很难接受这些的变化，认为自己不再"美"了，从而产生很大心理压力，严重的甚至会产后抑郁。其实产妇完全可以乐观一点，产后的很多问题经过及时、合理的锻炼或修复是可以解决的！

产后 42 天去医院检查，一切正常后就可以开始进行盆底肌修复训练了，可以通过凯格尔运动修复盆骨或去医院盆底康复科由专业的医师指导训练。如果产后下腹部突出，肚子分层，可以通过萨尔曼腹部肌肉训练瘦肚子；对于产后严重的腹壁松弛，可以通过腹壁成形术改善。对于哺乳后乳房干瘪下垂，轻度的可以通过假体或者脂肪填充的方式改善；如果是重度的乳房下垂，符合手术适应证的可以通过乳房上提术改善。提醒一下，想变"美"女性要选择适合自己的方式，切不可操之过急。

孕育宝宝是一个自然的生理过程，经历了生产过程的女性都是很伟大的，除某些职业需要外，选择基本的产后康复训练即可，要知道宝妈们收获的那份成熟、自信、勇敢和慈爱才是真的美！

4 怎样保证产妇的心理健康？

首先，学会转移注意力。在自己要发火的时候，强迫自己数 30 下，把注意力转移到另一件事情上来，这样才能先把火气压下来；其次，多听舒缓的音乐。每天听听舒缓的音乐，最好闭上眼睛，这也有助于保持内心平静；最后，保持规律的生活。每天早睡早起，你会拥有良好的精神面貌，心情自然会更好。

5 产后应该怎么吃？

产后第 1 周，产妇的身体是最虚弱的，肠胃功能也在逐渐恢复，因此不适合大补，饮食要以清淡、易消化为主，排恶露是这周的主要任务。主食要结合粗粮，增加膳食纤维以预防产后便秘，蔬菜也要选当季的时令蔬菜，最好每天吃 3 种以上不同颜色的蔬菜。

产后第 2 周，此时妈妈的胃口应该有明显的好转，红肉和白肉每天要交替着吃，最好可以每天吃 2 种不同的肉，蔬菜和水果的摄入量也要增加。

产后第 3 周，可以开始进补了，要多吃高蛋白的食物，以恢复体力为主，但还是要注意少油少盐，不要吃太重口味，增加一些含铁量比较高的食物，如动物内脏。

产后第 4 周，宝宝的食量不断增大，产妇要为宝宝提供营养价值更充分的母乳，可以添加一些铁、钙、胶原蛋白含量较高的食物，也可以吃一些阿胶益气补血。

产后第 5~6 周，其实产妇的身体已基本恢复了，此时应强化进补，多吃谷物、蛋奶等营养价值丰富的食物，保证体力和产奶量，这样身体就慢慢补好了。

6 产后需不需要做盆底康复？

绝大多数的产妇产后都存在盆底功能障碍，主要表现为盆腔器官脱垂、尿失禁、性功能障碍及大便失禁，但是大部分人都没有及时到医院做盆底治疗，她们通常认为这些都是正常现象，也不好意思到医院治疗。随着年龄增长，激素水平下降，女性的肌肉不断松弛，盆底功能障碍导致的问题会越来越突出，到最后可能只能依靠手术治疗了。因此，产后42天建议产妇尽快去医院做盆底评估，如果总得分低于85分，或者盆底肌力小于3级，或者有明显的盆底肌膨出下垂问题，那就需要做盆底肌康复，医师会根据盆底测评的评分制定合理的盆底修复方案。产后盆底肌肉康复的主要目标，就是提高盆底肌肉的收缩能力，预防、治疗某些盆底肌肉造成的疾病，如尿失禁等。如果产后盆底肌的肌力是正常的，膨出下垂比较轻微，这种情况下可以在家里做阴道哑铃、凯格尔运动等逐渐恢复，这对远期的漏尿、尿失禁等都很有帮助。

7 顺产后为什么要尽快排尿？

当孕妇顺产后，在产后2小时要开始鼓励产妇尽快排尿。主要原因如下。

减少泌尿系统感染：顺产后尽快排尿，可以通过尿液流出将一部分细菌带出，从而减少泌尿系统感染的可能性。

减少产后出血：如果在顺产后，不及时排空膀胱，增大的膀胱会压迫子宫局部，影响子宫血液循环，并且影响子宫收缩，使血性恶露聚集在子宫腔内，短时间内形成比较多的血凝块，导致子宫收缩欠佳，而随着出血量越来越多，会形成恶性循环，进而有大量出血的可能性，若及时将尿液排出后，可以减少出血的可能性。

减少尿潴留：若在分娩过程中，尤其是进入第二产程后，胎头会长时间压迫膀胱，导致膀胱有可能出现充血、轻度水肿，如果产后不尽快排尿，膀胱有可能因长时间不收缩而造成局部麻痹，引起尿潴留。

8 什么是腹直肌分离，它是由什么原因导致的？

腹直肌分离指双侧腹直肌在腹中线部分距离增大超过 2 厘米。腹直肌分离情况多出现在妊娠晚期，随子宫不断增大，腹直肌会逐渐拉长，使 2 条腹直肌从腹白线即中间位置分开，呈现出分离状态，即腹直肌分离。妊娠期因激素水平变化以及子宫逐渐增大，导致腹壁肌肉牵拉延展，尤其以腹直肌为重。腹直肌分离可导致脊柱稳定性下降，进而导致腰酸背痛，还会增加盆底受压，导致盆底功能受损，诱发盆腔脏器脱垂。剖宫产术也需要分开腹直肌进入腹腔，但术中会常规缝合腹直肌，恢复正常解剖层次。

9 产后会阴水肿怎么护理？

自然分娩时由于胎头下降，胎儿会对阴道及外阴部的局部组织黏膜产生较大压力，局部组织缺血可引起会阴部水肿。局部组织过度撑大、压迫，易使会阴组织损伤导致会阴水肿。产妇可遵医嘱选择坐浴、局部用药，以及口服药物的方法帮助消肿。

坐浴：产妇可遵医嘱使用适宜浓度的高锰酸钾溶液坐浴，促进肿胀消退。

局部用药：产妇可遵医嘱使用红霉素软膏等局部用药，可以消炎杀菌，缓解症状。

口服药物：如果局部出现炎症感染，就可能会加重会阴部水肿的情况。此时可遵医嘱口服头孢克肟胶囊等抗菌类药物进行治疗，缓解局部水肿症状，促进伤口恢复。

顺产后要注意更换内裤，饮食上要以清淡为主，避免吃辛辣、刺激性食物，还要避免久坐、过于劳累等，有利于恢复。如果随着时间的推移，会阴部水肿不见减轻反有加重的情况，则一定要及时去医院就诊。

10 剖宫产后为什么要早点通气？

剖宫产术后排气主要指肛门排气，俗称放屁。术后排气是肠道功能恢复的重要标志。剖宫产术后本身肠道蠕动功能减弱，加之术后镇静、镇痛药物的应用，亦会适当延缓肠道功能恢复。通常排气需要 24~48 小时，但如出现明显腹胀症状，需在医师指导下使用药物促进肠道功能恢复，改善症状。

11 产后能洗澡吗?

产后可以洗澡,因为产妇坐月子期间容易出汗,因此最好早晚都洗澡,但洗澡时间不宜过长,以淋浴为主。水温要适宜,洗澡后及时擦干,避免着凉。

12 产后便秘怎么办?

产妇产后经常出现的一个问题就是便秘,顺产后尤为常见,出现便秘时首先需要注意的就是调节饮食习惯,多食粗粮、多喝水、多吃瓜果蔬菜等,适当活动,注意休息。如果是由于产后会阴肿痛不敢用力导致便秘加重,可适当给予镇痛药缓解疼痛,也会有助于排便。如果以上方法都无效,则需要及时就医。

13 产后恶露多久干净?

恶露是产后分次逐渐剥落的子宫内膜细胞,混合渗出的红细胞、白细胞及一些退化细胞。正常情况下,产后排出的恶露刚开始比较浓,是深红色的液体;产后3~4天,由于血液含量减少,恶露颜色逐渐变成淡红色;两周以后,逐渐转为白色。正常恶露有血腥味,但无臭味,一般持续4~6周,总量为250~500毫升。产后几周内,子宫内的恶露不断被排出体外。

如果产后超过6周仍然有较多恶露排出,可视为一种疾病,称为产后恶露不尽,需要及时就诊。治疗原则是积极控制或者预防感染，促进恶露排出。治疗的关键是找出原发病，针对病因进行治疗。

14 产后多久来月经？

产后多久来月经与产妇是否有哺乳有关系，如果没有哺乳，等产褥期结束月经就应该正常来潮。有哺乳的女性，由于哺乳期分泌的催乳素会影响月经来潮，来月经的时间，可能是 2 个月左右，也可能是半年，也有些人要到哺乳期结束以后才会正常来月经。

15 产后何时能开始性生活？

无论是顺产还是剖宫产，产后 42 天（产褥期），检查未发现异常，即可以开始性生活。但是部分人可能会出现排卵，因此需要避孕，首选避孕套。

16 想要二宝、三宝，间隔多久合适？

对于顺产的产妇，在没有特殊情况下，产后 1 年左右再次怀孕没有什么危害；对于剖宫产的产妇，以前普遍认为术后 2 年怀孕比较安全，但是近年来的国际指南认为两次分娩间隔 18 个月以上就可以了。最近的国外研究结果认为，剖宫产产后 1 年是瘢痕愈合质量最好、弹性最高的时候，随着术后时间的推移，瘢痕组织中的纤维细胞增多，平滑肌变性，胶原纤维增粗，弹性纤维缺失，因此，并不是间隔时间越长就越安全。

关于三孩，如果前两次都是顺产的妈妈，断奶后再怀孕更为合适，如果没有进行母乳喂养，半年后就可以再次怀孕。如果前两次都是剖宫产，建议待剖宫产瘢痕恢复好了以后再考虑三孩，一般间隔 2 年。

这里需要提醒一下，女性超过 35 岁就是高龄产妇，卵子质量及生育能力都有所下降，生育风险也会大一些，建议想生三孩的女性，一定要合理规划每一胎的间隔时间，当然还要考虑带娃比较辛苦、家里娃多了能不能带得过来的问题，因此一般建议每个孩子隔 2~3 岁会比较好一些，这样也比较科学。总之，要想在 35 岁前就把三孩搞定的话，那生娃一定要趁早，根据自身的身体状况和家庭状况综合决定。

17 产后如何避孕？

避孕是指采用器具、药物或利用妇女的自然生理规律等手段达到暂时不受孕的目的。哺乳期避孕应该选择不影响乳汁分泌和乳汁质量、不影响婴儿生长发育、不损伤剖宫产切口的高效避孕方法。最理想的避孕方法应符合安全有效、简便实用、经济、可逆的原则，而且对同房以及性生理没有不良的影响，男女双方均接受并且乐意持久使用。哺乳期常用的避孕方法有宫内放置节育器、男用避孕套、激素避孕法、输卵管绝育术等。像体外射精、安全期避孕法、紧急避孕药这种不靠谱的避孕方式要果断放弃。

使用避孕套避孕

无论产后何时，避孕套均是较适宜的避孕方法，尤其是哺乳期女性，恢复同房即可使用。其操作简单，在正确使用的前提下，避孕成功率可达95％以上（乳胶、润滑油过敏者不可用）。使用避孕套不仅可以阻止精子进入阴道达到避孕的目的，还可以预防性疾病的传播。

宫内节育器避孕法

宫内节育器是一种长效和高效的避孕方法，不影响哺乳和女性的血凝功能，是产后避孕的首选方式。宫内节育器通过改变宫腔环境，阻止受精卵着床达到避孕目的，对同房及内分泌无明显影响，不影响哺乳。产后（顺产或剖宫产）42天恶露已经干净，无论是否哺乳均可放置。放置宫内节育器后，部分女性会有阴道出血、腰腹酸胀感等不良反应，如果症状轻微，可观察一段时间，如果症状严重，可以随时取出。

激素避孕法

激素避孕法分为口服和外用两种，是育龄期女性比较容易接受的避孕方法。它是通过药物抑制排卵、干扰受精和受精卵着床达到避孕的目的。哺乳期宜选择含单纯孕激素类的避孕药，单纯孕激素类药物不影响乳汁分泌及乳汁质量，正确使用有效率可达98％以上。国际上常用宫内缓释系统、皮下埋植剂、口服单纯孕激素避孕药及长效甲羟孕酮避孕针，产后6周可以开始使用。但是患有严重心血管疾病、急性肝炎慢性肝炎或肾炎、血液病或血栓性疾病、内分泌疾病、恶性肿瘤、癌前病变、子宫或乳房肿块等人群禁用。

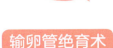

输卵管绝育术

输卵管绝育术是一种安全、永久性的节育措施。它是通过手术结扎输卵管，阻断精子与卵子相遇而达到绝育目的。优点是不影响受术者的机体生理功能，剖宫产者可立即应用。如果受术者后期有生育要求，行输卵管复通术后便可以恢复生育功能。

每种避孕方法都有自己的优点与不足，产后哺乳的宝妈可根据自己的情况选择适合自己的避孕方式，及时有效地避孕，不仅对自己身心健康有益，也有利于宝宝的健康发育。

（张芬芬）

第三节

宝宝出生了，宝爸有哪些责任和挑战？

1 呵护宝妈的身体健康

宝妈在产后需要合理营养与平衡膳食，宝爸可依据产妇个体差异，制订针对性的饮食计划，以确保宝妈身体功能恢复所需的足够热量和营养，确保其机体新陈代谢供需均衡，具体可遵循以下几方面原则。

（1）加强优质蛋白质摄入，保障充足热量，如蛋、瘦肉、鱼不仅含有产妇所需的优质蛋白、脂质、维生素及矿物质，而且是平衡膳食的重要组成部分。此外，奶类、大豆或其制品，也含有丰富的优质蛋白质、维生素、钙，具有较高的利用率。产褥期应多进食汤类，以促进乳汁分泌，补充机体所需营养。同时增加新鲜水果和微量元素的摄入，可增加食欲，增加乳汁分泌、促进胃肠蠕动，防止发生便秘。食物要多样化，以谷类为主，注重粗细搭配，在此基础上，还应重视烹饪、味道，以增强产妇食欲。遵循少食多餐，禁食辛辣、生冷、刺激性食物，清淡为主的原则。通常两餐间隔时间以 4~5 小时为宜，尽量避免食用煎炸食品。

（2）保障产妇得到充足的睡眠和休息，适当增加活动量，促进各器官恢复。

（3）帮助产妇进行产褥期卫生保健。产褥期环境应安静舒适，整洁干净，空气流通，限制探视人数，温度和湿度适宜。帮助产妇加强个人卫生，做好外阴部清洁。同时要注意乳头卫生，确保乳房干燥、清洁，每次哺乳前后用温毛巾擦洗干净。

2 呵护宝妈的心理健康，预防产后抑郁

产后抑郁是产妇分娩后产生情绪上的异常，已成为常见的产褥期精神综合征，并有逐步社会化的趋势。其一般在产后2周内发病，通常表现为产妇失眠、乏力，情绪烦躁易怒、悲伤抑郁等，重者可出现幻觉、情绪失控、伤害婴儿或自残等过激行为。

家庭功能是预防产后抑郁症重要一环，宝爸在宝妈妊娠期

间应足够重视孕妇的心理健康，陪同产检，支持鼓励孕妇参加医院或机构举办的孕妇学校。宝爸也要参加，共同学习孕产期生理卫生、育儿方面的知识和技巧，增强产妇产后护理婴儿的能力和自信心；定期到医院做产前检查，纠正不正确的思想以及对性别的苛求，减轻产妇的心理负担，营造出温馨和谐的家庭氛围，提高对抑郁症的认知度，及时发现并治疗。产后护理最为重要，稍微不慎将会成为产后抑郁的诱导因子。当新生命到来，家庭的重点开始往宝宝身上转移的时候，往往会疏忽对产妇的关怀，宝爸应共同担负育儿的重要任务，重视产妇心理的疏导，多与产妇聊天，耐心倾听产妇的心理感受，鼓励产妇尽早进行锻炼，有利于恢复身体各个器官的功能，有助于增强其自尊心和自信心。

3 如何在产妇坐月子期间避免婆媳"大战"？

在产妇坐月子期间，由于育儿观念的不同，婆婆和媳妇很有可能会为给宝宝买什么东西等细碎问题产生不同意见。为了家庭和睦，宝爸要在婆媳"大战"爆发前安抚好两边，争取将"大战"的苗头扼杀到摇篮里，那该怎样和谐处理呢？

（1）善于调和妻子和妈妈的关系，一旦感觉到婆媳关系不对劲儿，就赶紧出招解决，千万别等"大战"爆发，否则就难办了。

（2）宝爸主动奉献自己，充当婆媳双方的出气筒，当双方把气都撒出来的时候，自然而然就没事了。不过这个需要技巧和勇气，那就是要勇于把老妈和妻子的矛盾巧妙地转移到自己身上，让她们朝你出气，从而避免她们把火气发到对方身上。

（3）扮演好双重角色，替妻子承担责任，照顾好妈妈的情绪。

（张芬芬）

写给新手爸妈的指南——新生儿护理

1 新生儿出生后的一些正常生理变化

（1）新生儿生理性黄疸。大多数的新生儿，在出生后的2~3天，都会出现黄疸症状，皮肤看起来黄黄的。一般持续1周后消失。因此，新手爸妈不用太担心。

（2）拉深绿色的胎便。新生儿出生后，可能会拉出黏黏糊糊深绿色便便，看到这种情况，爸爸妈妈不用太惊慌，这其实是俗称的"胎便"。胎便一般在宝宝出生后24小时内拉出，出生后4~5天就会转为金黄色的粪便。

（3）体重减轻。在宝宝出生后的2~4天，出现体重减轻是正常现象。这只是暂时性的体重减轻，生后7~10天便可恢复到出生时的体重，之后体重每天会增加30克以上。

（4）吐奶。新生儿吐奶也是正常现象。一般一天会吐 2~3 次，如果宝宝的体重增长正常，一般就没什么大问题。

（5）女宝宝生殖器出血。有一些女宝宝在出生后 3~4 天，会看见有灰白色黏液分泌物从阴道流出，有时候为血性，看到这种现象，家长不用怕，这是正常情况，一般持续 1~3 天自止，主要是由分娩后母体雌激素对宝宝的影响中断导致的。

（6）四肢屈曲。新生儿从出生到满月，四肢总是处于屈曲状态，于是，有些家长就开始担心宝宝日后会不会是罗圈腿，其实这是健康新生儿肌张力的正常表现，随着月龄的增长，他们的四肢会逐渐伸展。

2 新生儿脐带如何护理？

新生儿出生后，脐带在无菌操作下被结扎剪断后形成了一个创面，这是细菌侵入新生儿体内的一个重要途径，轻者可造成脐炎，重者可造成败血症，因此脐带护理十分重要。在新生儿脐带脱落前，需保持局部清洁干燥，不要把尿不湿盖到脐部，以免尿液打湿脐部创面。经常观察脐带有无渗血，如活动性渗血明显，需重新结扎；若无渗血，每天用 75% 的乙醇溶液或 5% 的聚维酮碘棉签对脐带根部脐窝进行消毒，洗澡时尽量不要打湿脐带。待脐带脱落后，脐窝内会有少量分泌物，每次沐浴后可对脐带残端进行消毒。脐带脱落后 3~4 天脐部不要碰水，继续保持干燥。

3 新生儿红屁屁怎么办?

新生儿皮肤娇嫩,纸尿裤里面的便便对其皮肤有刺激性,必须及时更换,还有的纸尿裤容易引起皮肤过敏,这样宝宝的屁股就会红了,甚至有皮疹、化脓点。对此应注意勤换尿布,使用质量合格的纸尿裤,保持通风透气,还可以让宝宝的屁股晒太阳,为其涂抹护臀膏。有合并感染或严重皮疹的宝宝,建议去医院处理。

4 新生儿蜕皮需要用护肤品吗?

新生儿蜕皮一般不需要特别的护理,这属于正常现象,不要在脱皮区域使用任何东西。脱皮过程一旦结束,就可以同其他任何部位一样给予保湿护理。不过,也有一些脱皮现象是由某些疾病引起的,如鱼鳞病、脂溢性皮炎、湿疹、新生儿红斑狼疮等,必要时可至医院就诊。

5 新生儿头发上结痂怎么办?

新生儿头发上有时候会有头垢,可以通过洗头解决。洗头前先用婴儿油在头垢处按摩几分钟,然后用婴幼儿专用洗发水洗头。一次洗不净,可以后面分多次洗,手法要轻柔。

6 宝宝便秘能用开塞露吗？

如果宝宝发生便秘，可以偶尔使用开塞露缓解便秘症状。由于宝宝肛门皮肤、肠管黏膜比较脆弱，使用开塞露时动作需轻柔，以避免损伤肛门皮肤或肠管黏膜而致出血。需注意避免长期使用开塞露，长期使用可能会造成宝宝自主排便意识减弱，形成依赖性。如宝宝长期便秘或伴有发热、腹痛、呕吐等症状时，应及时就医，排除胃肠道疾病。

日常护理中应注意多喂温水，促进宝宝胃肠蠕动、软化粪便，少喂食高热量、高油脂食物，多喂食粗纤维及容易消化的食物，如蔬菜、粗粮等；带宝宝适当活动、游泳，给宝宝做抚触、排气操、顺时针按摩腹部等帮助其排便。

7 宝宝鼻塞是感冒吗？

宝宝鼻塞不一定是感冒。新生儿单纯鼻塞比较常见，因新生儿鼻腔狭小且没有鼻毛，黏膜柔嫩，一旦有充血、肿胀或有分泌物增多排出困难就会发生鼻塞，护理时可用温热毛巾外敷于鼻翼两侧，用医用棉签蘸温水在鼻腔轻柔地清理出分泌物，注意棉签不要伸入太深。此外，室内灰尘等刺激物较多时新生儿鼻黏膜分泌物也会增加，需保持床单、衣物及环境卫生。宝宝鼻塞时还需监测其体温，观察有无流鼻涕、咳嗽、气促等呼吸道症状。如果呼吸道症状明显可能就是感冒，要及时就医。随着宝宝的成长，如持续有鼻塞需考虑是否有过敏性鼻炎、腺样体肥大等疾病，建议至医院就诊。

8 新生儿怎么保暖呢？

　　足月新生儿出生后应尽早用包被包裹身体，头部戴帽子，调整室内温度至26~28 ℃，让宝宝感受到如同在子宫内的感觉。早产儿及体重低于2500克的宝宝为高危儿，出生后需放入暖箱保暖，暖箱温度控制在30~32 ℃。体重低于1000克的宝宝，暖箱温度建议提高到34~36 ℃。

9 遇到这些情况，需要尽快带宝宝就医！

　　（1）如果宝宝坚决不肯吃奶，怎样安抚、调整姿势、改变环境都无法动摇他不吃奶的决心，或者出现严重的腹胀、哭闹不止，就应该咨询医师了。

　　（2）对于母乳喂养的宝宝来说，在新生儿期通常排便次数较多，每天2~5次，甚至会出现每天7~8次；而人工喂养的新生儿宝宝排便次数较少，每天1~2次。若宝宝排便次数明显减少或超过48小时未排便，且哭闹不适，建议您就医咨询。当纯母乳喂养的宝宝每天排尿次数小于6次时，也应该就医咨询。

　　（3）如果宝宝腋下温度持续高于37.4 ℃（吃奶后半小时、刚洗完澡后的温度不算），则应及时就医。

　　（4）如果宝宝不停地哭闹，很难安抚，爸妈无法找到致使宝宝哭闹的原因，且宝宝烦躁不已、前囟膨隆，应该入院检查。

　　（5）宝宝每天睡眠超过20小时，应咨询医师，排查疾病的可能性。

　　（6）如果只是手足略微发青，不用担心，但如果皮肤持续青紫，特别是还伴有呼吸困难或喂养困难时，就要入院检查了。

（7）生理性黄疸或可转变为病理性黄疸，需要医师干预治疗。

（8）脐带处或周围有异味、发红、肿胀，甚至有脓水，都应该就医处理。

（9）粪便形状如果突然发生变化，有大量绿便、奶瓣增多或大便颜色渐渐变成石灰色、腹泻、便中带血等，都需要询问医师。

（10）宝宝的小屁屁与尿布接触的地方容易有接触型皮疹，但如果出现大量红色皮疹、有水泡或渗出物，应该入院检查一下。

（11）在给男宝宝洗澡时，如果发现单侧或双侧睾丸未降至阴囊内、偶然发现单侧或双侧阴囊突然肿大、双侧睾丸大小不一致；或在给女宝宝洗屁屁时发现阴唇粘连，都需要询问医师。

（12）如果宝宝一阵阵咳嗽，呼噜声中明显有痰，鼻塞严重到影响喂食，喂奶时有呛咳或喘不过气来，且多次、大量地吐奶，那么应该入院检查。

（13）如果宝宝在温暖的房间里，手、足或身上的皮肤有花纹且四肢一直很凉，应咨询医师。

10 新生儿出现黄疸怎么办？

新生儿黄疸有生理性黄疸和病理性黄疸。足月的新生儿在出生2~3天后，出现皮肤黏膜、巩膜的黄染，黄染程度是轻度的，不影响呼吸、心率、饮食、睡眠等，宝宝生活一切如常，7天左右达到高峰，2周左右就退了，这种称为生理性黄疸。如果足月的新生儿，2周生理性黄疸退了又出现或超过2周以后没有退，称为病理性黄疸。病理性黄疸的原因有很多种，要进行病因分析，查明是肝脏的问题，还是胆道的问题，根据病因再进行对症处理。

一般对于生理性黄疸，如果黄疸指数高，可以进行蓝光照射，可以多晒太阳，也可以口服茵栀黄和益生菌，症状就会慢慢消失。如果经常规治疗后症状不消失，要进一步寻找发生黄疸的原因针对病因治疗。

11 新生儿疾病筛查为什么这么重要？

新生儿疾病筛查是在胎儿出生后进行筛查，主要筛查4种疾病：苯丙酮尿症、先天性甲状腺功能减退症、葡萄糖-6-磷酸脱氢酶缺乏症及先天性肾上腺皮质增生症。这些是常见的遗传代谢性疾病，早期一般无特殊的临床表现，容易被家长忽视，而一旦发病，宝宝的身体和智力就有可能受到严重的损害，是导致儿童先天夭折和残疾的主要原因之一。如果能及时进行新生儿疾病筛查，在症状出现前早发现、早确诊、早治疗，可确保宝宝健康成长。

12 脐带和胎盘干细胞要不要保存？

脐带和胎盘干细胞具有很高的医学价值，能治疗多种疾病，如果经济条件许可，建议保存。

13 怎样与宝宝和谐共处?

视、听、触觉和模仿是新生儿的主要行为能力。在家中,新生儿和父母的交往也可通过这些能力来表现和发展,新手爸妈需要多和宝宝互动。

14 新生儿这样的吃和拉正常吗?

新生儿吃了就拉是正常情况。新生儿消化系统都不完善,口腔、胃、大肠反射都很快,可能上面在吃奶,下面大肠就在蠕动,一边吃一边拉,也是很常见的。只要宝宝的体重和身高增幅正常,没有排便困难、睡觉困难等不适,就不需要特别担心。等宝宝大些吃了辅食后就不会这样了,排便次数会相应减少。宝爸、宝妈可以通过观察宝宝粪便性状、排便次数等,了解宝宝消化状态,适时调整宝宝饮食。爸妈对宝宝每天的排便次数要心中有数,留意便便的颜色有没有异常,有没有特殊气味等。

15 宝宝为什么总是睡一会儿就醒了?

新生儿大部分时间都是在睡觉,从一个睡眠周期进入另一个睡眠周期。宝宝的睡眠和大人很不相同,宝宝的睡眠周期短,浅睡期可以长达 20 分钟,很不容易进入深睡期,因此很容易醒,这是宝宝自我保护的本能,这样可以保证宝宝在饿了、冷了、热了以及有其他任何不舒服时都会及时醒来。另外,很多科学研究显示，宝宝的浅睡期能帮助宝宝的大脑发育，对宝宝早期的智力发育有益。

16 如何判断宝宝睡眠是否充足？

很多新手妈妈经常关心宝宝的睡眠时间够不够长。其实，每个宝宝都不太一样，有的宝宝会睡得多些，有的宝宝会少些。一般来说，只要宝宝白天精神好、不闹，就不会有问题。

如果真的担心宝宝睡眠不够，以下 4 个方面可以帮助妈妈判断宝宝的睡眠是否足够：①宝宝每次坐车是否都会在车上睡着；②每天早晨是不是都要很费劲地叫醒宝宝；③宝宝白天是否显得很累很疲倦；④晚上是不是不到睡觉时间宝宝就睡着了。

如果以上任何一条你的回答是肯定的，就说明宝宝的睡眠不足，须及时查找原因，必要时就医咨询。但一定要记住，每个宝宝对睡眠的要求都是不一样的，只要宝宝的精神状态好，就不要过于担心宝宝的睡眠时间。

17 如何使宝宝安然入睡？

睡觉是不能强迫的。宝宝安然入睡需要很多条件，首先，要给予宝宝足够的安全感，例如白天要尽量多和宝宝在一起，只要宝宝有需要就尽量满足宝宝，晚上宝宝就容易安然入睡。其次，让宝宝每天有相对固定的午休时间，使宝宝白天的生活有规律。再次，使宝宝享受睡前的时光，如洗澡、读书、听音乐，睡前尽量使宝宝放松。最后，确保宝宝睡眠环境的舒适，温度、湿度适中，睡眠时室内的光线不要太亮，穿着舒适，最好穿纯棉的内衣、内裤，冬天可以给宝宝准备睡袋，帮助宝宝入睡。婴儿阶段可能需要妈妈抱着或哄着才能入睡，等宝宝逐渐长大，要逐渐培养宝宝独立入睡的好习惯。

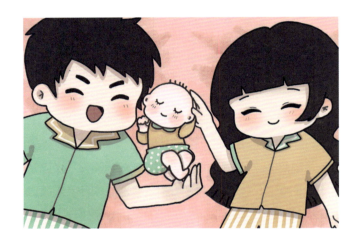

（柳　溪）